針刺麻醉
的物理模型理論

倪祖偉 著

五南圖書出版公司 印行

尼克森總統 1972 年訪華，當時開啓了許多電視報導的新活動。針刺麻醉外科手術的展示給我留下了深刻的印象。我對遠程控制從手術操作位置到大腦的神經疼痛信號的傳導物理原理感到非常困惑。在過去的半個世紀裡，我一直在想建立一個神經麻醉的基本物理模型來瞭解針刺麻醉的機制。然而，我的教育背景不是生物學—醫學，我從來沒有奢望能自我解決這些難題。

2008～2010 年我在陽明大學進行「生物醫用材料的偏振光學特性」研究計畫，結果證明了穆勒矩陣偏振技術在遙感和生物醫學組織鑑別方面的應用可行性。這段經歷使我得到了一個很好的機緣，將我的研究領域從純物理學轉向生物醫學。此外，在神經研究所連正章教授的一次生物學院演講中，我了解到傳播中的神經信號本質上是電的信號：動作電位。對我來說，就像我研究過的金屬、半導體和超導體一樣，神經元也是一種可用於電磁信號傳輸的材料。在 2023 年 6 月出版的《神經信號生成和傳播的物理模型理論》書中，報告了我在 2015～2022 年的七年學習和研究成果。幸運的是，我也已研發出一個神經麻醉的基本物理模型來幫助我了解針刺麻醉的可能機制，它解決了我半世紀來的心中困惑。

爲了解針刺麻醉可行性的基本物理，本書採取一個具有三種離子（$Na+$、$K+$ 和 $Cl-$）的穴位神經元電壓門控通道和圓形金屬針頭的物理模型，探討了針刺麻醉的實際可能機制。模擬結果清楚地表明針刺麻醉可行性的基本物理，我的模型在數學上簡單而且具有微觀隨機統計物理學的基礎，常數值均可以實驗測定。

我期望此模型應可能提供純物理學家和生物醫學專家之間的研究橋樑，以增進未來對針刺麻醉機制和神經信號傳播的基本瞭解。

於 1968 年獲得美國馬里蘭大學固態物理學博士學位。目前是美國加利福尼亞州瑞其蒙市 Neopola Optical Analysis, Inc. 的首席執行官和高級科學家。曾擔任美國亞利桑那大學、臺灣國立臺灣大學、國立中央大學、國立清華大學和國立陽明大學的教授。1983～2006 年間，在美國加利福尼亞州中國湖的海軍空戰武器研究中心擔任研究物理學家。1981～1982 年，作爲德國的亞歷山大‧馮‧洪堡研究員，訪問了慕尼黑科技大學。他的研究主題是 (1) 半導體、金屬、超導體和生物醫學組織的材料光學特性；(2) 應用於遙感和生物醫學的光電鑑別傳感器技術。在這些領域發表了大量的研發論文。最近十年，「神經元的電動物理性質」是他的新研究領域。1967 年至今，爲美國物理學會的會員。2015 年獲中華民國時空論壇協會頒授臺大物理系優良教師獎。

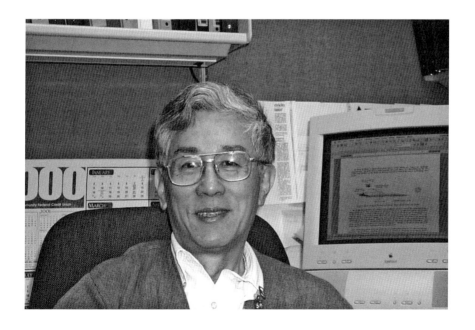

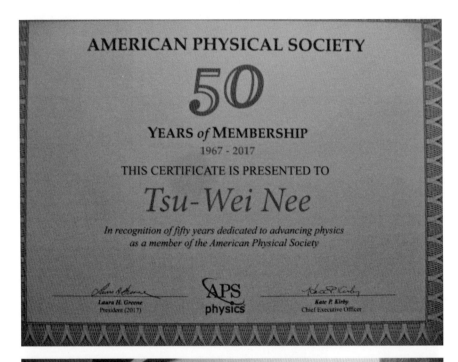

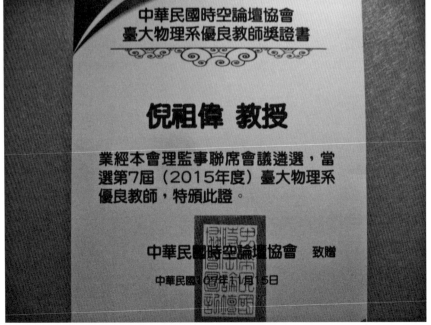

1章	導 言 ··	1
2章	電壓門控單離子通道模型 ·························	3
3章	能斯特均衡狀態 ···	5
4章	靜態離子門控通道電壓 ·····························	15
5章	離子型電壓門控通道生成的動作電位 ·········	19
6章	三離子型電壓門控通道生成的動作電位 ······	27
7章	神經元信號傳播的多介質效應 ···················	35
8章	傳導電神經元信號的數學程式 ···················	41
9章	針刺麻醉的物理模型 ·································	45
10章	輻射壓力模型計算 ···································	51
11章	關鍵參數 ··	53
12章	針刺麻醉之可行性的基本物理 ···················	63
13章	刺針效應的基本物理 ·································	73

第14章　結論 ……………………………………………… 81

附錄 A.　物理參數和單位 ………………………………… 83

附錄 B.　物理名詞 ………………………………………… 85

參考文獻 …………………………………………………… 87

第 1 章　導　言

　　針灸治療在中國已有 2500 多年的歷史，目前在世界範圍內作爲急慢性疼痛患者的鎮痛方式使用 [1, 2, 3]。此外，針灸不僅經常用作單一的麻醉技術，而且還作爲全身麻醉（GA）的補充或輔助 [1]。然而，經過 30 年的針灸研究，針刺鎮痛（AA）的機制仍有待了解 [2, 3]。建立一個能夠解釋針麻作用機制的神經麻醉基本物理模型是本書研究的目標。

　　參考文獻 4 報導了針刺鎮痛的神經通路和機制。針刺信號是通過穴位深部的感受器及神經末梢的興奮傳入中樞的。實驗提示，針刺信號沿著神經進入脊髓，腦幹或丘腦，與來自疼痛部位的傷害性信號發生相互作用，抑制傳入中樞的信號。因而產生針麻效果。我們研發的針刺麻醉基本物理模型將被報導在第 9 章節中。

　　穴位通常被描述爲具有不同的電特性。與相鄰的非穴位相比，這些特性包括電導率增加，阻抗和電阻降低，電容增加以及電勢升高 [5]。一些獨立研究結果顯示，穴位的皮膚具有獨特的電性。穴位或經絡在電學上是可區分的 [6]。

　　在神經系統中傳遞的神經信號爲由神經細胞（神經元）產生和傳導的「動作電位」（尖峰或脈衝）。本書作者開發推導了神經信號生成和傳導的基本物理模型理論，並成功應用來解釋和理解現有的實驗測量數據 [7]。初步研究結果顯示了針刺麻醉的基本物理。針的基本物理作用是提高穴位神經元的電荷密度和電導率。本書將探討針刺麻醉的實際可能機制。

　　作爲該理論的自然應用，在第 2 章至第 8 章中，將先敘參考文獻 7 中的基本理論。第 6 章重述了三離子電壓門控通道的動作電位程式。在第 7 章和第 8 章中，重述了神經元信號傳播的多介質效應。在第 9 章中，敘述

　　了針刺麻醉的基本物理。針的基本物理作用是提高穴位神經元的電荷密度和電導率。在第 10-13 章中研討針刺麻醉之可行性和刺針效應的基本物理。摘要和結論見第 14 章。

第 2 章　電壓門控單離子通道模型

　　神經元膜是一種由絕緣分子和帶電離子組成的導電材料。如 2-1 圖所示，我們考慮具有多電荷（Na^+, K^+, Cl^-）離子體的模型膜[7]。每個帶電離子都以高粘度 (擴散) 移動。為簡單起見，我們在本節首先研究單電荷離子流體的特性。總電阻電導率將是由於所有離子成分等離子體 的代數和。

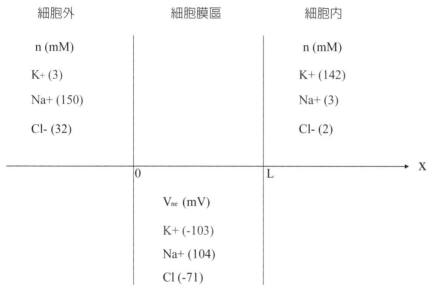

細胞外	細胞膜區	細胞內
n (mM)		n (mM)
K+ (3)		K+ (142)
Na+ (150)		Na+ (3)
Cl- (32)		Cl- (2)

0 　　　　　 L 　　　　　 X

V_{ne} (mV)

K+ (-103)

Na+ (104)

Cl (-71)

2-1圖　用於研究的模型傳導通道坐標

　　我們考慮單鹽粘性單離子體模型：A^+ 或 B^-，每個離子的電荷 $q = +e$（> 0）或 $-e$（< 0）。它們位於厚度為 L 的膜中。如 2-1 圖所示，選擇 x 軸垂直於膜平面，從組織的外部指向內部。離子密度 n(x, t) 和電場 E(x, t) 由 Poisson 方程式相關聯。

$$\frac{\partial}{\partial x}E(x, t) = 4\pi\eta\varepsilon_c e\, n(x, t) \tag{2-1}$$

$$q = \eta e,\ \eta = \frac{q}{|q|} \tag{2-2}$$

ε_c 是非導電分子的介電常數。膜的電容與 ε_c 成正比。正如在參考文獻 [8] 中推導出的那樣,在可以忽略流體對流的電滲情況下,電流密度為

$$J_e(x, t) = \frac{e^2}{\zeta}(x, t)E(x, t) - \eta\frac{k_B Te}{\zeta}\frac{\partial}{\partial x}n(x, t) \tag{2-3a}$$

ζ 是離子粘性係數,T 是絕對溫度。公式 (2-3a) 的第二項是擴散電流密度。擴散係數為

$$\mathcal{D} = \frac{k_B T}{\zeta} \tag{2-3b}$$

方程式 (3-1) 和 (3-3a) 形成一個完整的方程組來確定三個物理性質 $n(x, t)$, $Je(x, t)$ 和 $E(x, t)$。穿透膜的厚度為 L,平均電場為

$$E(t) = \frac{1}{L}\int_0^L dxE(x, t) \tag{2-4a}$$

跨膜的總電位為

$$V(t) = -E(t)L = -\int_0^L dxE(x, t) \tag{2-4b}$$

第 3 章

能斯特均衡狀態

在沒有外加電場的情況下（神經元處於靜止狀態），沒有電流（$J_e = 0$），$n = n_o(x)$ 和 $E = E_o(x)$ 與時間無關。從方程式 (2-3a) 和 (2-1)，

$$\frac{e^2}{\zeta} n_o(x)E_o(x) - \eta \frac{k_B Te}{\zeta} \frac{\partial}{\partial x} n_o(x) = 0, \tag{3-1a}$$

$$\frac{\partial}{\partial x} E_o(x) = 4\pi\eta\varepsilon_c e\, n_o(x). \tag{3-1b}$$

方程式 (3-1a) 和 (3-1b) 是確定神經元膜基本物理性質的基本關係。對於給定的 ε_c, T, n_1, L, η 5 個已知參數，可以解析求解和應用以進行數據分析。假設 $n_o(0) = n_1$, $n_o(L) = n_2$。n_1 和 n_2 是離子流體的基本性質。我們定義長度參數 Δx 為

$$\Delta x = \sqrt{\frac{k_B T}{2\pi\varepsilon_c e^2 n_1}} \tag{3-2}$$

對於 $0 < x < L$，有兩種獨立的情況：
情況 I：$n_2 > n_1$, $\Delta x > L$.

$$n_o(x) = n_1\frac{(\Delta x)^2}{(\Delta x - x)^2} \tag{3-3a}$$

$$E_o(x) = \eta 4\pi\varepsilon_c en_1\frac{(\Delta x)^2}{\Delta x - x} \tag{3-3b}$$

$$\Delta x = L \frac{\sqrt{n_2}}{\sqrt{n_2} - \sqrt{n_1}} \tag{3-3c}$$

$$E_o(x) = \eta \frac{1}{\Delta x - x} \frac{2k_B T}{e} \tag{3-3d}$$

$$\frac{n_2}{n_1} = \frac{(\Delta x)^2}{(\Delta x - L)^2} \tag{3-3e}$$

跨膜的總本徵電位為

$$V_{ne} = - E_{ne}L = -\eta \frac{k_B T}{e} \ln \frac{n_2}{n_1} \tag{3-3f}$$

情況 II：$n_2 < n_1$，$\Delta x < L$.

$$n_o(x) = n_1 \frac{(\Delta x)^2}{(\Delta x + x)^2} \tag{3-4a}$$

$$E_o(x) = -\eta 4\pi e \varepsilon_c e n_1 \frac{(\Delta x)^2}{\Delta x + x} \tag{3-4b}$$

$$\Delta x = L \frac{\sqrt{n_2}}{\sqrt{n_1} - \sqrt{n_2}} \tag{3-4c}$$

$$E_o(x) = -\eta \frac{1}{\Delta x + x} \frac{2k_B T}{e} \tag{3-4d}$$

$$\frac{n_2}{n_1} = \frac{(\Delta x)^2}{(\Delta x + L)^2} \tag{3-4e}$$

跨膜的總本徵電位為

$$V_{ne} = -E_{ne}\, L = -\eta \frac{k_B T}{e} \ln \frac{n_2}{n_1} \tag{3-4f}$$

E_{ne} 和 V_{ne} 分別是能斯特平衡電場和電位。V_{ne} 滿足相同形式的 Nernst 方程式 [(3-3f), (3-4f)]。方程式 (3-3)，(3-4) 是確定神經元膜之基本物理性質的基本關係。對於給定的 ε_c, T, n_1, L, η 5 個已知參數，可以應用以下程式進行數據分析。長度參數 Δx(3-2) can be rewritten as

$$\frac{\Delta x}{L} = \sqrt{\frac{n_{1c}}{n_1}} \qquad\qquad \Delta x = L\sqrt{\frac{n_{1c}}{n_1}} \qquad\qquad (3\text{-}5a)$$

$$n_{1c} = \frac{k_B T}{2\pi\varepsilon_c e^2 L^2} \qquad\qquad (3\text{-}5b)$$

情況 I： $\qquad n_2 = n_1 \left(\frac{\Delta x}{\Delta x - L}\right)^2 \qquad \frac{n_2}{n_1} = \left(\frac{\Delta x}{\Delta x - L}\right)^2 \qquad (3\text{-}6a)$

情況 II： $\qquad n_2 = n_1 \left(\frac{\Delta x}{\Delta x + L}\right)^2 < n_1 \qquad \frac{n_2}{n_1} = \left(\frac{\Delta x}{\Delta x + L}\right)^2 < 1 \qquad (3\text{-}7a)$

$$n_1 > n_{1c} \qquad\qquad (3\text{-}7c)$$

選取 $\quad u = \frac{\Delta x}{L} = \sqrt{\frac{n_{1c}}{n_1}} > 0$

情況 I： $\qquad \frac{n_2}{n_1} = \left(\frac{u}{u-1}\right)^2 > 1 \qquad u = \frac{\Delta x}{L} = \sqrt{\frac{n_{1c}}{n_1}} > 1 \qquad (3\text{-}6a)$

情況 II： $\qquad \frac{n_2}{n_1} = \left(\frac{u}{u+1}\right)^2 < 1 \qquad u = \frac{\Delta x}{L} = \sqrt{\frac{n_{1c}}{n_1}} < 1 \qquad (3\text{-}7a)$

如同參考文獻 7，選取一個模型進行數值分析：T = 310 K, L = 1.08 nm, ε_c = 1.013. n_{1c} = 4.10812[(3-5b)]。$\Delta x/L$ 與 n_1[(3-5a)] 的關係曲線顯示在 3-1 圖中。

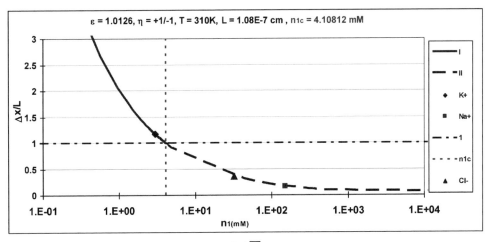

3-1圖

n_2/n_1 與 n_1 關係曲線 [(3-6c)] 顯示在圖 3-2 中。

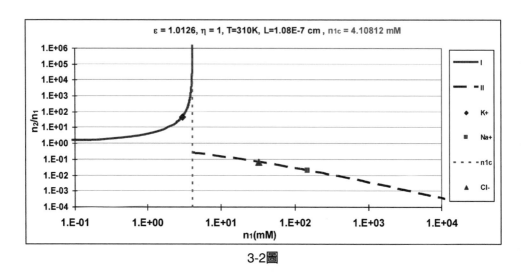

3-2圖

n_2 與 n_1[(3-6a)] 的關係曲線顯示在 3-3 圖中。

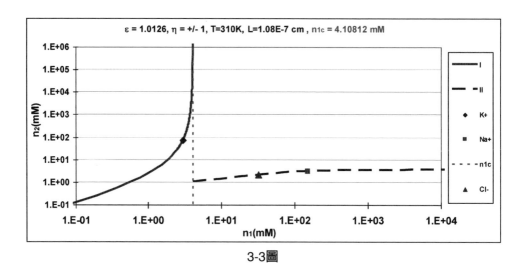

3-3圖

選取 $\eta = 1$，V_{ne} 對 n_2/n_1 關係曲線 [(3-3f),(3-4f)] 顯示在圖 3-4a 中。V_{ne} 對 n_1 關係曲線顯示在圖 3-4b 中，含標記的 K^+ 和 Na^+ 狀態（3-1 表）。

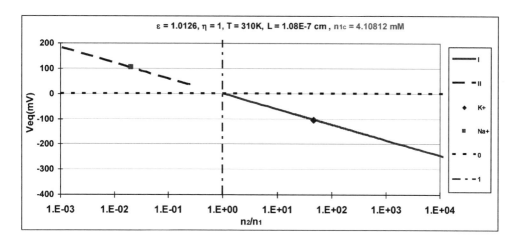

3-4a圖

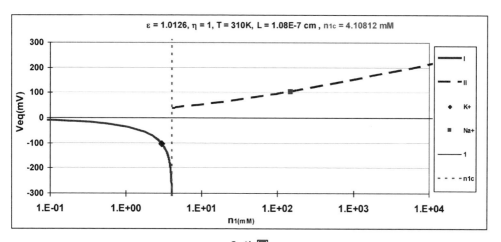

3-4b圖

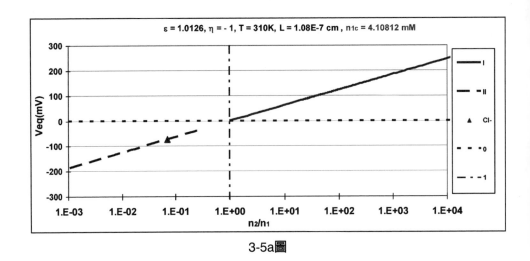

3-5a圖

選取 $\eta = -1$，V_{ne} 對 n_2/n_1 關係曲線 [(3-4d)] 顯示在 3-5a 圖中。V_{ne} 對 n_1 關係曲線顯示在 3-5b 圖中，含標記的 Cl⁻ 狀態（3-1 表）。

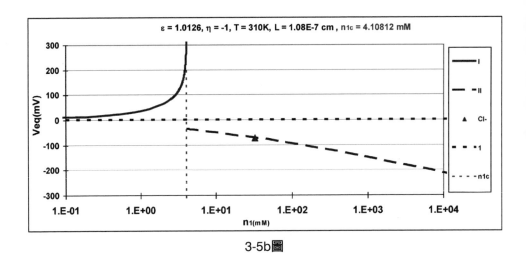

3-5b圖

如同參考文獻 7，三個模型離子 K^+, Na^+ 和 Cl⁻ 的數據列於 3-1 表。

3-1表

離子通道	K^+	Na^+	Cl^-
η	1	1	-1
n_1(mM)	3	150	32
n_2(mM)	-142	3	2
n_2/n_1	47.2	0.02	0.07
V_{ne}(mV)	-103	104	-71
$\Delta x/L$	1.17	0.166	0.36
σ_o(1/s)	17.9	11.2	4.3
$\langle n \rangle$(mM)	72.3	76.5	17.2

(3-1a) 中的兩項分別是由電場 E_o 和擴散引起的電流 $J_{eo}(x)$ 和 $J_{do}(x)$。

$$J_{eo}(x) = \frac{e^2}{\zeta} n_o(x) E_o(x) \tag{3-5a}$$

$$J_{do}(x) = -\eta \frac{k_B Te}{\zeta} \frac{\partial}{\partial x} n_o(x) = -J_{eo}(x) \tag{3-5b}$$

$$\sigma_{eo}(x) = \frac{e^2}{\zeta} n_o(x) \tag{3-5c}$$

$\sigma_{eo}(x)$ 是產生 $J_{eo}(x)$ 的有效電導率。作爲一個數值示例,我們假設對於 K^+, Na^+, Cl^-（3-1 表）$n_o(x)$, $E_o(x)/E_a$ 的計算結果如 3-6 圖所示。

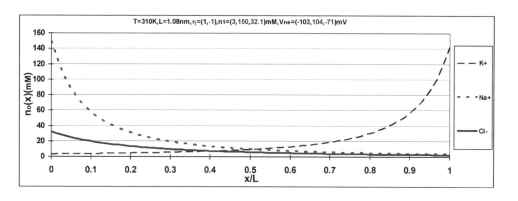

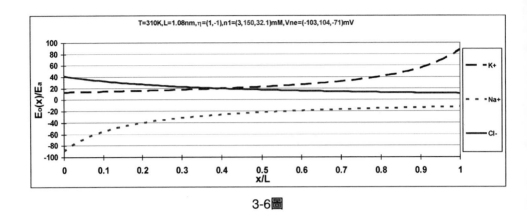

3-6圖

(3-1a) 中的兩項分別是由電場 E_o 和擴散引起的電流 $J_{eo}(x)$ 和 $J_{do}(x)$。K^+ 計算的結果如 3-7 圖所示。

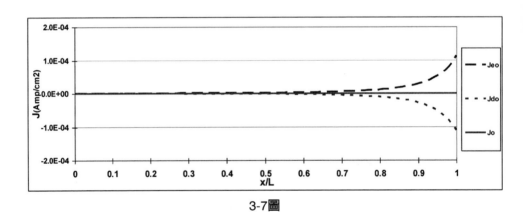

3-7圖

$\sigma_{eo}(x)$ 如 3-8 圖所示。

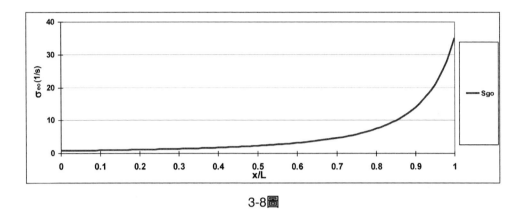

3-8圖

第 4 章

靜態離子門控通道電壓

當跨膜的靜態離子門控通道電壓 V_{ext} 存在時，

$$E(x) = E_o(x) + \Delta E(x) \tag{4-1a}$$

$$n(x) = n_o(x) + \Delta n(x) \tag{4-1b}$$

$\Delta E(x)[\Delta n(x)]$ 是由 V_{ext} 引起的膜內感應電場（離子密度）$[0 < x < L]$。跨膜的總電位為

$$V = -\int_0^L dxE(x) = V_{ne} + V_{ext} \tag{4-2a}$$

$$V_{ext} = -\int_0^L dx\Delta E(x) \tag{4-2b}$$

將 (4-1a)，(4-2b) 代入 (2-1) 和 (2-3a)，並使用方程式 (3-1a)，(3-1b)，我們得到

$$J_e(x) = \frac{e^2}{\zeta}\{\Delta n(x)E_o(x) + n_o(x)\Delta E(x) + \Delta n(x)\Delta E(x) - \eta\frac{k_BT}{e}\frac{\partial}{\partial x}\Delta n(x)\} \tag{4-3a}$$

$$\frac{\partial}{\partial x}\Delta E(x) = 4\pi\eta\varepsilon_c e\Delta n(x) \tag{4-3b}$$

設定 $n_o(x)$, $E_o(x)$ $[(3-3a), (3-3b), (3-4a), (3-4d)]$。(4-3a) 和 (4-3b) 可用以下邊界關係求解：

$$n(0) = n_o(0) = n_1 \qquad n(L) = n_o(L) = n_2 \tag{4-4a}$$

$$\Delta n(0) = \Delta n(L) = 0 \tag{4-4b}$$

$$J_e(0) = J_e(L) = J_e \tag{4-4c}$$

對於設定的 $V_{ext}(= -E_{ext}L)$ 並使用 (5-4b)，我們使用以下數學上簡單的模型。

$$\Delta n(x) = A\, f(x, L, a) \tag{4-5a}$$

$$f(x, L, a) = 1 - \exp\left(-\frac{x}{aL}\right) - \exp\left(-\frac{L-x}{aL}\right) + \exp(-1/a) \tag{4-5b}$$

$\Delta E(x)$ 可由方程式 (4-3b) 求解。我們得到以下結果：

$$\Delta n(x) = \eta\, \frac{1}{2\pi eL}\, \rho(\varepsilon_c, T, L, a) f(x, L, a) E_{ext} \tag{4-6a}$$

$$\Delta E(x,t) = E_{ext}\Big\{1 - \varepsilon_s \rho(\varepsilon_c,T,L,a)\Big\{[1 + \exp(-1/a)](1-2\frac{x}{aL}) + 2a[\exp(-\frac{x}{aL}) - \exp(-\frac{L-x}{aL})] \tag{4-6b}$$

$$\rho(\varepsilon_c,T,L,a) = \frac{n_1 - n_2}{\{[1 + \exp(-1/a)] - a[1 - \exp(-1/a)]\}\varepsilon_c(n_2 + n_1) + \dfrac{k_B T}{\pi e^2 L^2 a}\dfrac{1}{}[1 - \exp(-1/a)]} \tag{4-6c}$$

然後從方程式 (4-3a)，(4-6a) 和 (4-6b) 求解靜態電流。

$$J_e = \sigma_o E_{ext} \tag{4-6d}$$

$$\sigma_o = \frac{e^2}{2\zeta}\{(n_2 + n_1) + \varepsilon_c(n_2 - n_1)\rho(e_c, T, L, a)[(1 + \exp(-1/a)) - 2a(1 - \exp[-(1/a)])]\} \tag{4-6e}$$

σ_o 是靜電離子電導率。如第 3 章所示，σ_o 包括兩部分：電動和擴散。(4-6e) 方程式可以改寫為

$$\sigma_o = \sigma_{oo} + \sigma_D \tag{4-7a}$$

$$\sigma_{oo} = \frac{e^2}{2\zeta}[\frac{PN_p^2 + QN_m^2}{PN_p}] \tag{4-7b}$$

$$\sigma_D = -\frac{e^2}{2\zeta}\frac{QN_m^2}{PN_p}\frac{N_d}{PN_p + N_d} \tag{4-7c}$$

我們重新定義了以下參數。

$$P = \{[1 + \exp(-1/a)] - a[1 - \exp(-1/a)]\}\varepsilon_c \tag{4-8a}$$

$$Q = \{[1 + \exp(-1/a)] - 2a[1 - \exp(-1/a)]\}\varepsilon_c \tag{4-8b}$$

$$N_m = n_1 - n_2 \qquad\qquad N_p = n_1 + n_2 \tag{4-8c}$$

$$N_d = \frac{\mathcal{D}\zeta}{\pi e^2 L^2}\frac{1}{a}[1 - \exp(-1/a)] \tag{4-8d}$$

$$\mathcal{D} = \frac{k_B T}{\zeta} \tag{4-8e}$$

$\mathcal{D}$ 是擴散常數 (2-3b)。

　　作為一個簡單的物理模型，膜中的有效電傳導可以被認為是由於平均質量 <m> 的模型帶電粒子所產生。σ_o[eq. 4-6e] 可以改寫為

$$\sigma_o = \frac{e^2}{\zeta}<n> \tag{4-9}$$

膜中有效導電電荷載體的密度為

$$<n> = \frac{1}{2}\{(n_2 + n_1) + \varepsilon_c(n_2 - n_1)\rho(e_c, T, L, a)[(1 + \exp(-1/a)) - 2a(1 - \exp[-(1/a))]\} \tag{4-10}$$

如同第 3 章，選取一個模型進行數值分析：T = 310 K, L = 1.08 nm, ε_c = 1.013. n_{1c} = 4.10812[(3-5b)]。<n> 與 n_1[(4-10)] 的關係曲線顯示在 4-1 圖

中。σ_o 與 $n_1[(4-6c)]$ 的關係曲線顯示在 4-2 圖中。三個模型離子 K^+, Na^+, Cl^- 的 σ_o 和 $<n>$ 數據列於 3-1 表。

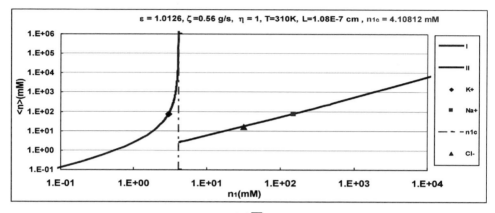

4-1圖

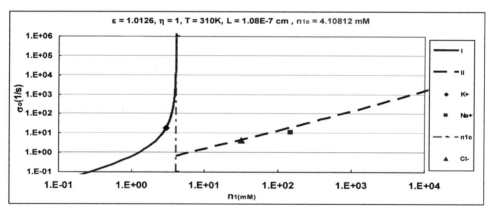

4-2圖

第 5 章

離子型電壓門控通道生成的動作電位

如 5-1 圖所示,當神經元膜被放置在平行板上時,連接到外加電壓 V_{ext} 的電池。從等式 (2-3) 知,膜電位為 [7]

$$V_m(t) = V_{rest} + V_{ext}(t) \tag{5-1}$$

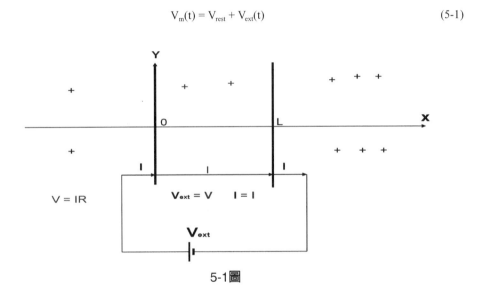

5-1圖

在 $V_{ext}(t)$ = 常數 ≠ 0 的穩定情況下,生成的電流密度 J(t) 也將是非零常數。

$$J = \sigma_o E_{ext} \tag{5-2}$$

靜態靜電離子電導率 σ_o 在第 4 章中求解(公式 4-7a)。對於非穩態情況,

$V_{ext}(t)$ 和 $J(t)$ 是時間相關的函數。由於離子系統是擴散性的，歐姆的電導率公式為 (5-2) 應該推廣到時間積分形式 [9, 10, 11]。總電流密度 $J(t)$ 與 $V_{ext}(t)$ 的關係如下：

$$J(t) = \int_{-\infty}^{t} dt'\sigma(t - t')E_{ext}(t') = -\frac{1}{L}\int_{-\infty}^{t} dt'\sigma(t - t')V_{ext}(t') \qquad (5\text{-}3)$$

如參考文獻 7 中所推導出的，我們為電流 $J(z, t)$ 的空間分佈選擇了一個簡單模型。$J(z, t)$ 產生的有效動作電位 $V_{eff}(t)$ 為

$$V_{eff}(t) = -\frac{L}{\Sigma_o} < J(0,t)> \qquad (5\text{-}4a)$$

$$< J(0,t)> = \frac{2}{\sqrt{\pi}}\int_{0}^{\infty} dx J(0,t - \tau_o x)\exp(-x^2) \qquad (5\text{-}4b)$$

$$\Sigma = \frac{\varepsilon}{4\pi^{5/2}\tau_o} \qquad (5\text{-}4c)$$

$$\tau_o = \frac{\Delta z}{v} \qquad (5\text{-}4d)$$

$$v = \frac{c}{\sqrt{\varepsilon_c}} \qquad (5\text{-}4e)$$

v 是膜中 EM 波的速度。Σ 是有效靜電電導率。τ_o 是與平行於神經元膜表面的橫波傳播 $[E(z, t)]$ 相關的有效時間常數。v 是光速，Δz 是我們模型的空間範圍常數。由於 $J(0, t)$ 中的 $t \approx 1$ ms, 如果方程中 (5-4b) 的 $\tau_o x \ll 1$, $J(0, t - \tau_o x) \approx J(0, t)$。從等式 (5-4a)，

$$V_{eff}(t) \approx -\frac{L}{\Sigma} J(0, t) \qquad (5\text{-}4f)$$

在不失去對基本物理效應的理解的情況下，我們將使用近似值公式 [(5-

4f)] 用於數值計算 $V_{eff}(t)$。我們使用擴展的 Drude 模型電導率來計算電阻電流 [7]。公式如下。

$$\sigma_R(t) = \mathcal{P}_1\,\sigma^{(1)}(t,\tau) + \mathcal{P}_2\,\sigma^{(2)}(t,\tau) + \mathcal{P}_3\,\sigma^{(3)}(t,\tau) \tag{5-5a}$$

$$\mathcal{P}_1 + \mathcal{P}_2 + \mathcal{P}_3 = 1 \tag{5-5b}$$

$$\sigma^{(1)}(t,\tau) = \sigma_o\frac{1}{\tau}\exp(-\frac{t}{\tau})\Theta(t) \tag{5-5c}$$

$$\sigma^{(2)}(t,\tau) = \sigma_o\frac{1}{\tau}\frac{t}{\tau}\exp(-\frac{t}{\tau})\Theta(t) \tag{5-5d}$$

$$\sigma^{(3)}(t,\tau) = \sigma_o\frac{1}{2\tau}(\frac{t}{\tau})^2\exp(-\frac{t}{\tau})\Theta(t) \tag{5-5e}$$

$$\sigma_o = \omega_p\tau = \frac{4\pi n_o e^2}{\zeta} \tag{5-5f}$$

τ 是時間弛豫常數，ζ 是離子電流的離子摩擦常數。n_o 是傳導離子的有效密度。σ_o 是有效靜電導率。ω_p 是離子體電漿頻率。

$$\sigma_o = \omega_p^2 t \tag{5-5g}$$

採取簡單的模型研究，我們假設隨時間變化的施加電壓為

$$V_{ext}(t) = V_o = \text{constant} \qquad (t < t_a) \tag{5-6a}$$

$$V_{ext}(t) \neq \text{constant} \qquad (t_a \leq t \leq t_b) \tag{5-6b}$$

根據程式 (5-3) 的推導，我們得到以下結果。

(i) $-\infty < t < t_a$：

$$J_{tot}(t) = -\frac{1}{L}V_o\sigma = -\frac{1}{L}V_o\sigma_{tot} \tag{5-7a}$$

$$\sigma_{tot} = \sigma_o \tag{5-7b}$$

$$V_{eff}(t) = -\frac{1}{\sigma_{tot}} LJ_{tot}(t) = V_o \tag{5-7c}$$

(ii) $t_a \leq t < \infty$: $\qquad J(t) = -\frac{1}{L}\sigma_o[V_o + v_R(t,t_a,\mathcal{P}_1,\mathcal{P}_2,\mathcal{P}_3)] \tag{5-8a}$

$$v(t,t_a,\mathcal{P}_1,\mathcal{P}_2,\mathcal{P}_3) = \int_{t_a}^{t} dt' F_R(t-t')V_{ext}(t')) \tag{5-8b}$$

$$F_R(t\text{-}t') = \frac{\sigma_R(t-t')}{\sigma_o} = \frac{1}{\tau}\exp(-\frac{t-t'}{\tau})[\mathcal{P}_1 + \mathcal{P}_2\frac{t-t'}{\tau} + \mathcal{P}_3\frac{1}{2}(\frac{t-t'}{\tau})^2] \tag{5-8c}$$

$$V_{eff}(t) = -\frac{1}{\sigma_{tot}}LJ(t) = V_o + v(t,t_a,\mathcal{P}_1,\mathcal{P}_2,\mathcal{P}_3) \tag{5-8d}$$

$$\int_{-\infty}^{t} dt' F_R(t-t') = 1 \tag{5-9}$$

如第 3 章所示，當 $V_{ext}(t) = 0$ 時，跨膜的總本徵電位為

$$V_{ne} = -E_{ne}L = -\eta\frac{k_BT}{e}\ln\frac{n_2}{n_1} \tag{5-10a}$$

由 $V_{ext}(t)$ [$\neq 0$] 引起的動作電位定義為

$$V_{ac}(t) = V_{ne} + V_{eff}(t) \tag{5-10b}$$

5-2, 5-3,5-4 圖顯示了數值示例。5-2 圖顯示外加 $V_{inc}(t)$。

5-3 圖顯示了 Na^+ 數值示例。5-4 圖顯示了 K^+ 數值示例。5-5 圖顯示了 Cl^- 數值示例。(a) 圖中顯示的外加 $V_{ext}(t)$ 產生的 $J(t)$，顯示在 (b) 圖。$V_{eff}(t)$ 如 (c) 圖所示。電容電流效應可以忽略不計。數據列記在 5-1 表中。

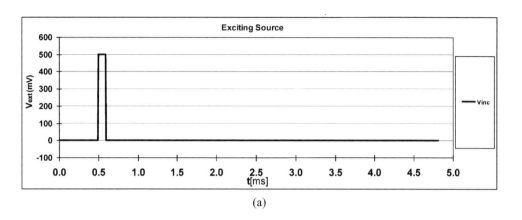

(a)

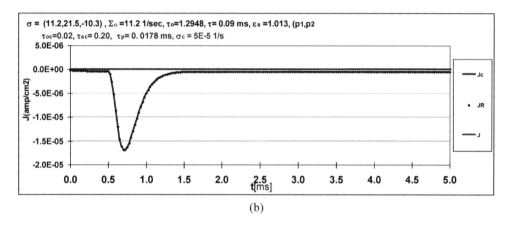

(b)

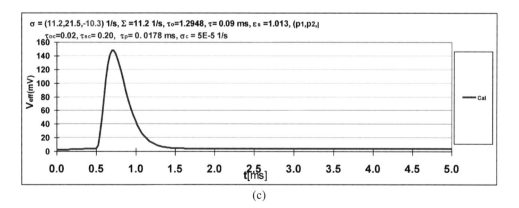

(c)

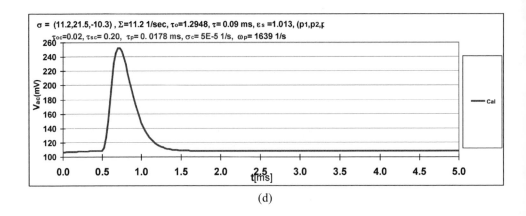

(d)

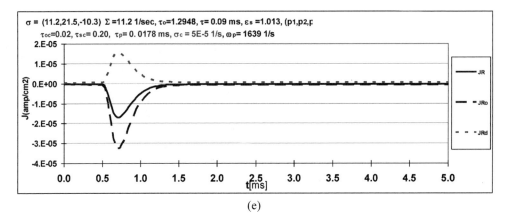

(e)

5-2圖

5-1表

T(K)	310
η	1
L(cm)	1.08E-07
εc	1.01E+00
Tc(K)	11316
Lc(cm)	1.80E-08
Lc/Lo	5.93E-01
n1(mM)	150
n2(mM)	3.0
n2/n1	0.02
Δx/L	0.165
Vne(mV)	104.23
τ(ms)	0.09
(p1p2, p3)	(0, 0.2, 0.8)
ζ(g/sec)	9.53E-01
Df(cm2/sec)	4.49E-14
σ(1/sec)	1.12E+01
σo(1/sec)	2.25E+01
σD(1/sec)	−1.03E+01
<n>(mM)	76.51
τu(ms)	1.29E+00
Σ(1/sec)	1.12E+01

第6章　三離子型電壓門控通道生成的動作電位

我們考慮一個具有三種離子的電壓門控通道：Na^+, K^+ and Cl^-。參數是根據第 4、5 章中開發的模型計算的，並在 3-1 表中列出。6-1 圖顯示了一個數值示例。激發電壓 $V_{inc}(t)$ 顯示於 (a) 圖中。(b) 圖顯示了三個離子的有效電位及其總量 $V_{eff}(t)$。(c) 圖顯示了電流密度 J(Na)、J(K)、J(Cl) 和總值 $J_{tot}(t)$。

$$V_{eff}(t) = V_{eff}(Na^+) + V_{eff}(K^+) + V_{eff}(Cl^-) \qquad (6\text{-}1)$$

$$J_{tot}(t) = J(Na^+) + J(K^+) + J(Cl^-) \qquad (6\text{-}2)$$

動作電位由下式定義，結果顯示於 6-2 圖中。去極化和再極化效應清晰可見。

$$V_{ac}(t) = V_{rest} + V_{eff}(t) \qquad (6\text{-}3)$$

Na^+, K^+ 和 Cl^- 通道組分的性質分別如 6-3、4、5 圖所示。

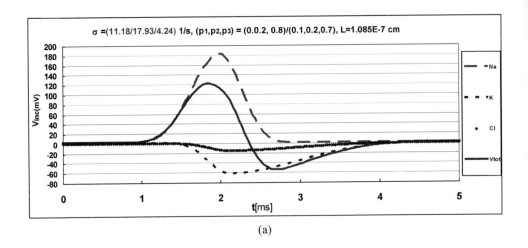

(a)

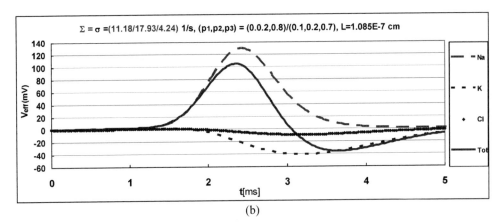

(b)

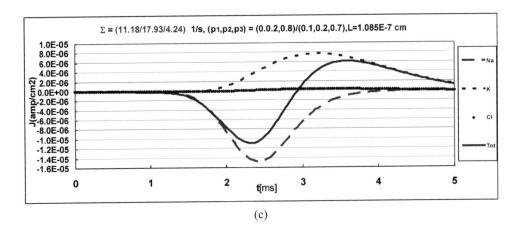

(c)

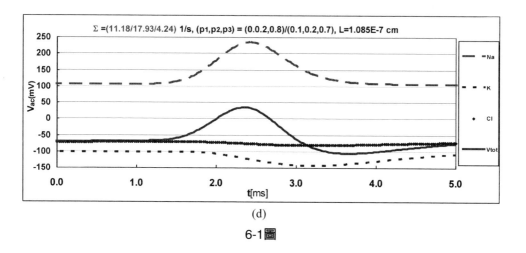

(d)

6-1圖

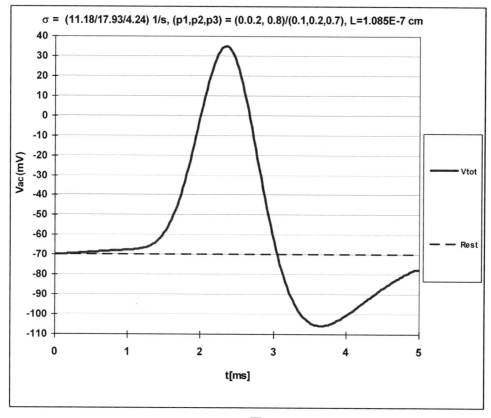

6-2圖

6-1表

	Na	K	Cl
T(K)	310	310	310
N1(mM)	150	3	32
η	1	1	-1
L(cm)	1.08E-07	1.08E-07	1.08E-07
εc	1.01E+00	1.01E+00	1.01E+00
n2(mM)	3.02E+00	1.42E+02	2.23E+00
Veq(mV)	1.04E+02	-1.03E+02	-7.12E+01
ζ(g/sec)	9.53E-01	5.62E-01	5.62E-01
Df(cm2/sec)	4.49E-14	7.62E-14	7.62E-14
σ(1/sec)	1.118E+01	1.793E+01	4.238E+00
σo(1/sec)	2.15E+01	3.44E+01	7.44E+00
σD(1/sec)	-1.03E+01	-1.65E+01	-3.20E+00
τ(ms)	0.20	0.35	0.35
ωρ(1/sec)	838.0	802.4	390.1
Vbb(mV)	1	1	1
Vneo(mV)	181	-63	-15
(p1, p2, p3)	(0, 0.2, 0.8)	(0.1, 0.2, 0.7)	(0.1, 0.2, 0.7)
taua(ms)	1.3	0.9	0.9
taub(ms)	1.0	3.2	3.2
t1	0.7	1.2	1.2
t2	2.0	2.1	2.1
t3(ms)	3.0	5.3	5.3
τo(ms)	1.295	0.807	3.415
Σ(1/sec)	1.118E+01	1.793E+01	4.238E+00

6-1 圖中 Na, K 和 Cl 的 J(t) 曲線清楚地證明了鈉鉀泵效應（*sodium-potassium pump effect*）：在泵的單個循環中，較多的鈉離子從細胞中擠出（J < 0）[7]。較少的鉀離子被輸入（J > 0）細胞。Na^+，K^+ 和 Cl^- 的計算結果分別如 6-3，4 和 6-5 圖所示。

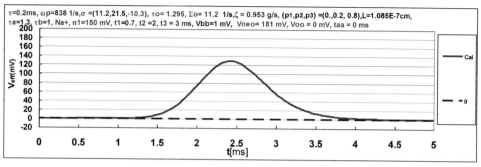

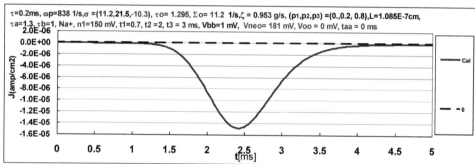

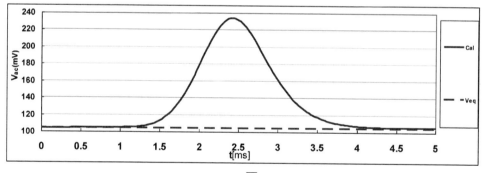

6-3圖

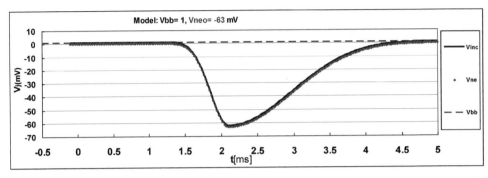

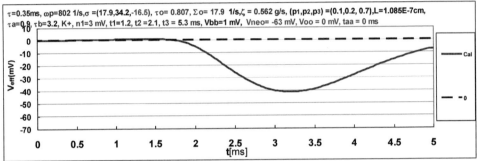

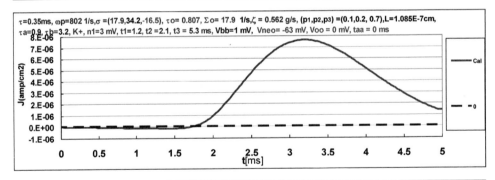

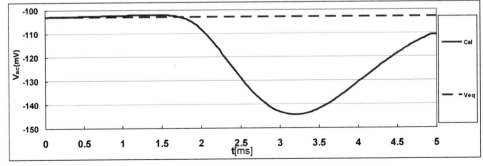

6-4圖

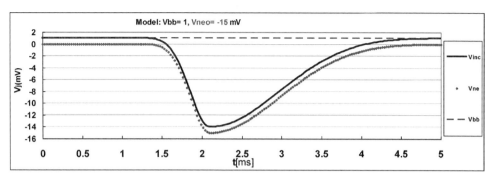

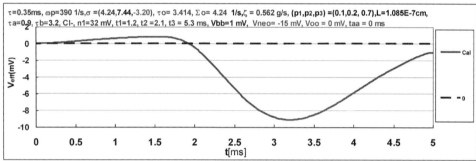

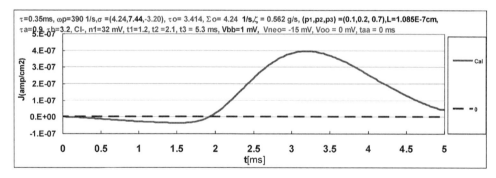

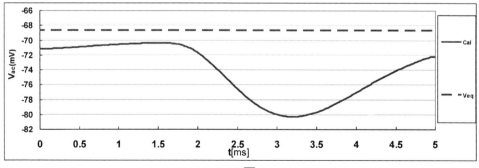

6-5圖

第 7 章

神經元信號傳播的多介質效應

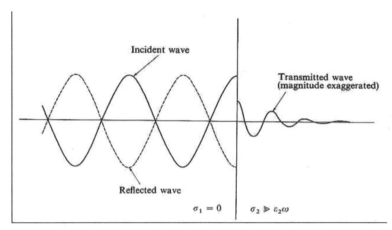

Incident wave

Transmitted wave
(magnitude exaggerated)

Reflected wave

$\sigma_1 = 0$ $\sigma_2 \gg \varepsilon_2\omega$

7-1圖〔參考文獻12〕

　　在一個神經元中發生的有效電位 $V_{eff}(t)$ 將會被傳送到神經系統的其他神經元。由於神經路徑的神經元都相同（假設），該信號將平順地移動。但是，如 7-1 圖所示，如果神經元具有不同的物理特性，則該信號將被部分反射而不是 100% 傳輸。我們將研究這種效應。我們假設入射 (i) 和傳輸 (t) 介質的光學常數如下。

$$\mathcal{N}_i(\omega) = \sqrt{\varepsilon_i(\omega)} = n_i(\omega) + i\, k_i(\omega) \tag{7-1a}$$

$$\mathcal{N}_t(\omega) = \sqrt{\varepsilon_t(\omega)} = n_t(\omega) + i\, k_t(\omega) \tag{7-1b}$$

$$\varepsilon_i(\omega) = \varepsilon_{i1}(\omega) + i\varepsilon_{i2}(\omega) = \varepsilon_{si} + i\, \frac{4\pi\sigma_i(\omega)}{\omega} \tag{7-2a}$$

$$e_t(\omega) = \varepsilon_{t1}(\omega) + i\varepsilon_{t2}(\omega) = \varepsilon_{st} + i\, \frac{4\pi\sigma_t(\omega)}{\omega} \tag{7-2b}$$

$$V_r(\omega) = R(\omega)V_i(\omega) \tag{7-3a}$$

$$V_t(\omega) = T(\omega)V_i(\omega) \tag{7-3b}$$

$V_i(\omega)$, $V_r(\omega)$ 和 $V_t(\omega)$ 是入射，反射和傳輸的有效電位的頻率係數。$R(\omega)$ 和 $T(\omega)$ 是反射和透射複數頻率係數。

$$R(\omega) = \frac{\mathcal{N}_t^2 - \mathcal{N}_i}{\mathcal{N}_t^2 + \mathcal{N}_i} \tag{7-4a}$$

$$T(\omega) = \frac{2\mathcal{N}_i}{\mathcal{N}_t^2 + \mathcal{N}_i} \tag{7-4b}$$

界面處的感應電流密度為 $J_i(\omega)$，$J_r(\omega)$ 和 $J_t(\omega)$。

$$J_i(\omega) = -\frac{1}{L}\sigma_i(\omega)V_i(\omega) \tag{7-5a}$$

$$J_r(\omega) = -\frac{1}{L}\sigma_i(\omega)V_r(\omega) \tag{7-5b}$$

$$J_t(\omega) = -\frac{1}{L}\sigma_t(\omega)V_t(\omega) \tag{7-5c}$$

7-2 圖顯示了一個數值示例。選擇 $\sigma_i/\sigma_t = 19/10000$ [7-1 表的情況 a]。假設入射 $V_i(t)$，可計算反射率 $V_r(t)$ 和 $V_i(t) + V_r(t)$ [$=V_t(t)$] [(7-3a)-(7-4b)]。結果如 7-2 圖所示。還顯示了 $J_i(t)$，$J_r(t)$ 和 $J_i(t) + J_r(t)$ 的結果。入射／透射介質的電導率 $\sigma_r(\omega)$ 對應 $\sigma_i(\omega)$ 關係曲線如 7-3 圖所示。

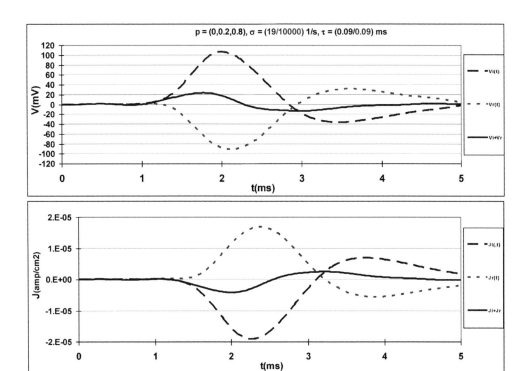

7-2圖

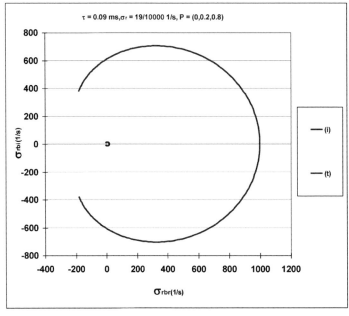

7-3圖

為了比較，我們選擇 σ_t = 10000, 1000 和 200 1/s [7-1 表的情況 a, b, c]。如 7-4 圖所示，較大的 V_r 代表較大的 σ_t（情況 a）。

7-1表

	a	b	c
σ(1/sec)	1.90E+01	1.90E+01	1.90E+01
tau(ms)	0.09	0.09	0.09
ωp(1/sec)	1.63E+03	1.63E+03	1.63E+03
(p1, p2, p3)	(0., 0.2, 0.8)	(0., 0.2, 0.8)	(0., 0.2, 0.8)
σa(1/sec)	1.00E+04	1.00E+03	2.00E+02
taua(ms)	0.09	0.09	0.09
ωpa(1/sec)	3.74E+04	1.18E+04	5.28E+03
(p1a, p2a, p3a)	(0., 0.2, 0.8)	(0., 0.2, 0.8)	(0., 0.2, 0.8)

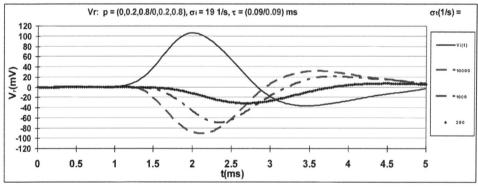

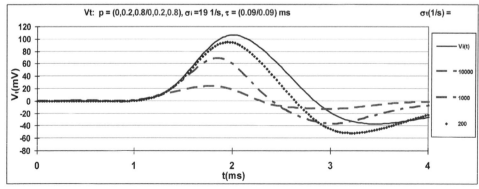

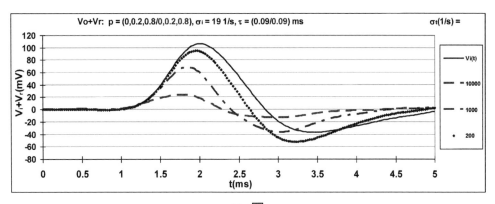

7-4圖

第8章 傳導電神經元信號的數學程式

　　為數學簡單起見，我們先研究神經介質中的一維傳播電磁場 $E(z, t)$ 和 $B(z, t)$。我們選擇笛卡爾坐標，使得電場矢量和磁場矢量分別指向 x 和 y 方向。$E(z, t) = [E(z, t), 0, 0]$ 和 $B(z, t) = [0, B(z, t), 0]$ 分別沿 x 和 y 方向。它們沿 z 軸傳播。$z \geq 0$ 和 $t \geq 0$。

$$E(z, t) = -\frac{1}{L} V(z, t) \qquad\qquad V(z, t) = -LE(z, t) \qquad (8\text{-}1)$$

$V(0, t)$ 是動作電位，$V(z, t)$ 是傳播的動作電位。

$$E(0,t) = \int_{-\infty}^{\infty} \frac{d\omega}{2\pi} E(\omega)\exp(-i\omega t) = \frac{1}{\pi}\int_{0}^{\infty} d\omega[E_r(\omega)\cos(\omega t) + E_i(\omega)\sin(\omega t)] \qquad (8\text{-}2a)$$

$$E(z,t) = \frac{1}{\pi}\int_{0}^{\infty} d\omega\exp(-K_2 z)[E_r(\omega)\cos(K_1 z - \omega t) - E_i(\omega)\sin(K_1 z - \omega t)] \qquad (8\text{-}2b)$$

$$E(\omega) = E_r(\omega) + iE_i(\omega) \qquad\qquad (8\text{-}3a)$$

$$E_r(-\omega) = E_r(\omega) \qquad\qquad E_i(-\omega) = -E_i(\omega) \qquad\qquad (8\text{-}3b)$$

$$K_1(\omega) = \frac{\omega}{c}n(\omega) \qquad\qquad K_2(\omega) = \frac{\omega}{c}\kappa(\omega) \qquad\qquad (8\text{-}4a)$$

光學常數函數 $\mathcal{N}(\omega)$ 定義為

$$\mathcal{N}(\omega) = \sqrt{\varepsilon(\omega)} = n(\omega) + i\,\kappa(\omega) \qquad (8\text{-}4b)$$

$$\varepsilon(\omega) = \varepsilon_p + i4\pi\frac{\sigma(\omega)}{\omega} \qquad (8\text{-}4c)$$

8-1表

Z(cm)	1.00E+06	1.00E+07	2.50E+07
τs	2.0E-01	2.0E-01	2.0E-01
τo	2.0E-02	2.0E-02	2.0E-02
Xs	0.0E+00	0.0E+00	0.0E+00
εs taur	1.0000E+00 0.09	1.0000E+00 0.09	1.0000E+00 0.09
σr(1/sec)	1.90E+01	1.90E+01	1.90E+01
ωp(1/sec)	1628.8	1628.8	1628.8
(p1, p2, p3)	(0, 0.2, 0.8)	(0, 0.2, 0.8)	(0, 0.2, 0.8)

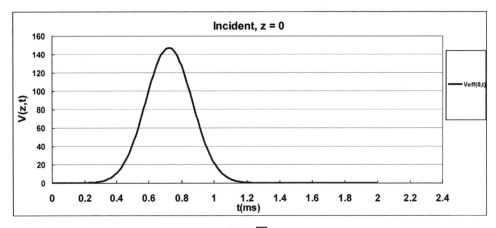

8-1a圖

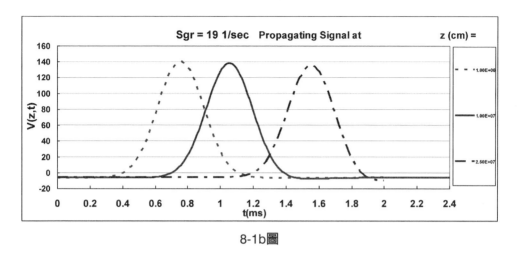

8-1b圖

在 z = 0 處的入射波包 V(0, t) 如 8-1a 圖所示。傳播到 z = 1E6, 3.5E7 和 6.5E7 cm 處處的波包 V(z, t) 如 8-1b 圖所示。我們發現對於 z < 1E6 cm，差異可以忽略不計。因此，整個人體（z < 200 cm）幾乎沒有差異。任何神經信號都可以立即傳達到全身。神經信號傳播的時間延遲可以忽略不計。

第 9 章

針刺麻醉的物理模型

如 9-1 圖所示，源神經元受到源電位 $V_{ext}(t)$ 的激發，產生的感應電流密度 $J_a(t)$ 向大腦發射有效動作電位 $V_{efa}(t)$。假設源神經元和腦神經元具有相似的電學特性 [σ, τ 和 ω_p]，誘導電流密度 $J_b(t)$〔9-2 圖〕會在大腦中產生而用於感知。

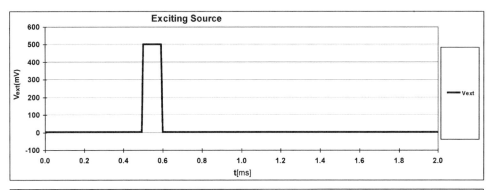

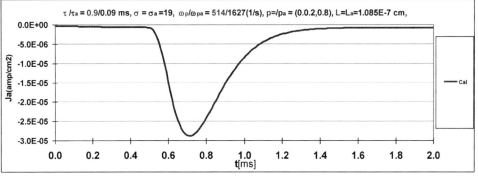

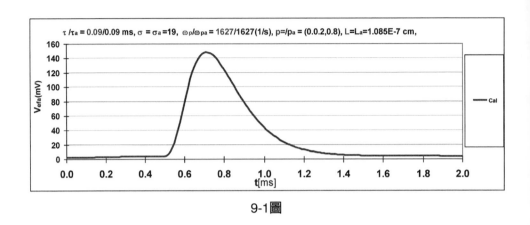

9-1圖

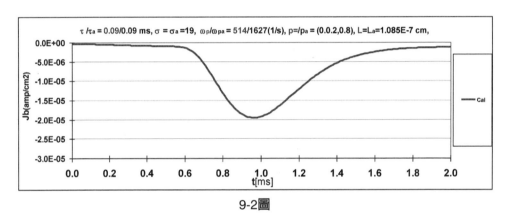

9-2圖

如 9-1 圖所示，$\tau_i = 0.09$ ms 的痛源神經元 a 受到源電位 $V_{ext}(t)$ 的激發，產生的感應電流密度 $J_a(t)$ 向大腦和針灸穴位神經元發射有效電位 $V_{efa}(t)$。如 7-2 圖所示，如果穴位神經元具有不同的電導率 $\sigma_t \gg \sigma_i$（傳導神經元），$|V_i(t) + V_r(t)| \ll |V_i(t)|$。在 9-3 圖中，選擇 $\tau_i = \tau_t = 0.09$ ms，計算反射率 $V_r(t)$ 和 $V_{efb}(t)$ [= $V_i(t) + V_r(t)$]，$V_{efb}(t)$ [< $V_{efa}(t)$] 是到達大腦的總入射有效電位。這種降低有效電位的效應 [$V_{efa}(t)$ -> $V_{efb}(t)$] 是我們針刺麻醉模型的基本物理原理。痛源 (a)，穴位 (b) 和大腦 (c) 處的神經元膜特性如 9-1 表所示。

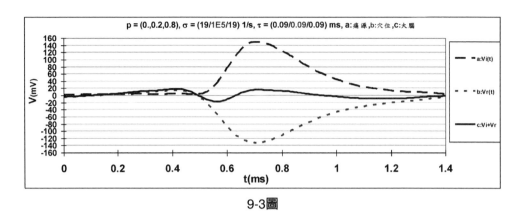

9-3圖

9-1表

	a	b	c
σ(1/sec)	1.90E+01	1.00E+05	1.90E+01
tau(ms)	0.09	0.09	0.09
ωp(1/sec)	1.63E+03	1.18E+05	1.63E+03
(p1, p2, p3)	(0., 0.2, 0.8)	(0., 0.2, 0.8)	(0., 0.2, 0.8)

　　在 9-4 圖中，選擇 $\tau_i = \tau_t = 0.09$ ms，$\sigma_t = 3.34E1$，1.31E3 and 7.70E5 1/s〔9-2 表的 a, b, c 情況〕，$V_r(t)$，$V_{efb}(t)[= V_i(t) + V_r(t)]$ 和 $J_b(t)[= J_i(t) + J_r(t)]$ 被計算並顯示出來。$\omega_p = 2.16E3$，1.35E4 和 3.27E5 1/s 分別適用於 a, b, c 情況。最高的 ω_p 值〔案例 c〕提供了最大的降低效果，最好的針刺麻醉 $[V_r(t) \approx -V_i(t), V_{efb}(t) \approx 0, J_b(t) \approx 0]$。a 是沒有針刺的情況 $[V_r = 0, V_{efb}(t) = V_i(t), J_b(t) = J_i(t)]$。這個模擬結果表明，針的基本物理作用是提高穴位神經元的電荷密度和電導率 σ_t。

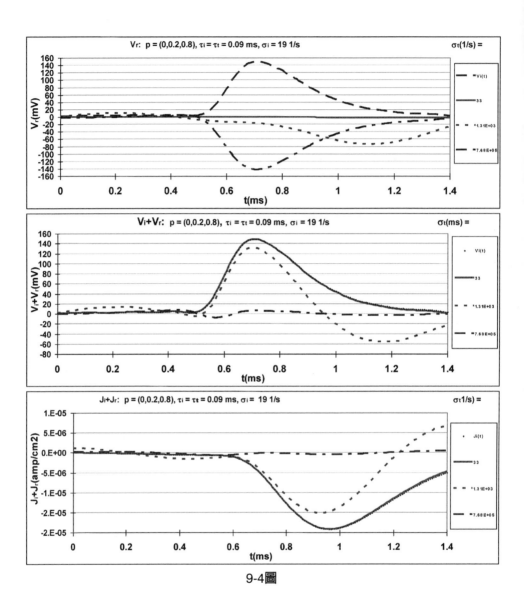

9-4圖

9-2表

	a	b	c
σ(1/sec)	1.90E+01	1.90E+01	1.90E+01
τl(ms)	0.09	0.09	0.09
ωpi(1/sec)	1.63E+03	1.63E+03	1.63E+03
(p1, p2, p3)i	(0., 0.2, 0.8)	(0., 0.2, 0.8)	(0., 0.2, 0.8)
σt(1/sec)	3.34E+01	1.31E+03	7.68E+05
τt(ms)	0.09	0.09	0.09
ωpt(1/sec)	2.16E+03	1.35E+04	3.27E+05
(p1a, p2a, p3a)t	(0., 0.2, 0.8)	(0., 0.2, 0.8)	(0., 0.2, 0.8)

第 10 章

輻射壓力模型計算

源神經元受到源電位 $V_{ext}(t)$ 的激發，產生的感應電流密度 $J_a(t)$ 向大腦發射有效動作電位 $V(t)$。朝向大腦的輻射能量可以由平均 Poynting 通量 S 和輻射壓力 P 決定。定義如下：

$$S = \frac{1}{4\pi}\varepsilon^{1/2}c <E^2> = \frac{1}{4\pi}\varepsilon^{1/2}\frac{c}{L^2} <V^2> \tag{10-1}$$

$$S = \varepsilon^{1/2}c\ P \tag{10-2}$$

$$P = \frac{1}{4\pi L^2} <V^2> \tag{10-3}$$

$$<V^2> = \frac{1}{t_b-t_a}\int_{t_a}^{t_b}dt'\ V^2(t') \tag{10-4}$$

如 9-3 圖， $V = V_i(t)$ 〔沒有針刺〕 $\hspace{3cm}$ (10-5a)

$\hspace{2cm} V = V_i(t) + V_r(t) = V_{tot}(t)$ 〔有針刺〕 $\hspace{1.5cm}$ (10-5b)

如 10-1 圖（9-1 圖）所示， $(t_a, t_b) = (0, 2)$ms 是 $V_i(t)$ 和 $V_{tot}(t)$ [$= V_i + V_r$] 脈衝的輪廓限制。

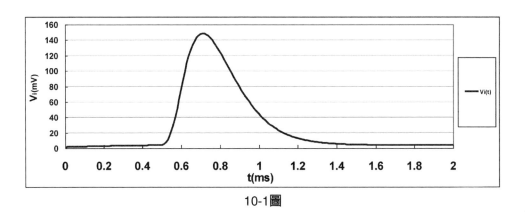

10-1圖

S 的單位為 Watt/cm^2。P 的單位為 atm 或 dyne/cm^2。1 atm = 1.013E6 dyne/cm^2 = 9.1044E16 (mV)^2。如同在 9-4 圖中，選擇 $\tau_i = \tau_t = 0.09$ ms，σ_i = 37.31/s，取 σ_t = 100->1E5 1/s。$V_i(t)$, $V_{tot}(t)$ [= $V_i(t)$ + $V_r(t)$] 計算出來。對應的輻射壓力 P_i 和 P_{tot} 被計算並顯示於 10-2 圖中。比值（P_{tot}/P_o）顯示於 10-3 圖中。

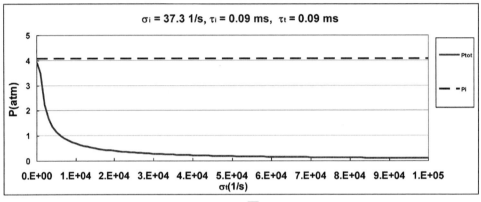

10-2圖

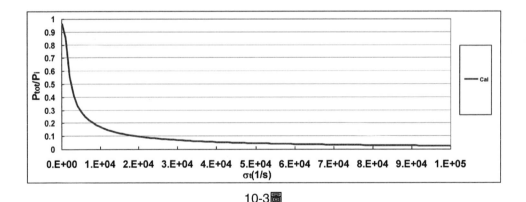

10-3圖

這個模擬結果清楚的表明：提高穴位神經元 (t) 的電導率 s_t 和增進針刺麻醉效率（P_{tot}/P_i）的基本關係。如 7-4 圖（7-1 表）所示，σ_t = 37 ->2E4 1/s，P_{tot}/P_i = 100% -> 10%（10-3 圖）。

第 11 章　關鍵參數

如第 3 章所示，方程式 (3-1a) 和 (3-1b) 是是確定穿透膜的單離子流體物理性質的基本關係。對於給定的 ε_c, T, L, n_1, η 5 個已知參數，可以解析求解和應用以進行數據分析。方程式 (3-2) 定義了長度參數 Δx。Δx 可重寫成，

$$\frac{\Delta x}{L} = \sqrt{\frac{n_{1c}}{n_1}} \qquad \Delta x = L\sqrt{\frac{n_{1c}}{n_1}} \qquad (11\text{-}1)$$

$$n_{1c} = \frac{k_B T}{2\pi\varepsilon_c e^2 L^2} \qquad (11\text{-}2)$$

如 4-1 和 4-2 圖所示，n_1 大於或小於 n_{1c} 時（長度參數 Δx 大於或小於膜厚度 L），基本屬性 [<n> 和 σ] 有很大差異。第 10 章的模擬結果清楚的表明：提高穴位神經元（t）的電導率 σ_t 可增進針刺麻醉效率（$P_{to}t/P_i$）的基本關係。所以神經元（t）的關鍵參數 n_{1c} 值的改變會對於針灸麻醉的基礎物理會起著重要作用。由 (11-1) 知，ε_c, T, L 和 n_1 為基本性質。假設 ε_c 已知，可以使用下列三種基本模型來研究此臨界現象。

模型 A：對於給定的 T，L，臨界密度參數 n_{1c} 可由 (11-2) 算出。

模型 B：對於給定的 T，n_1，臨界膜厚度參數為

$$L_c = \left(\frac{k_B T}{2\pi\varepsilon_c e^2 \, n_1}\right)^{1/2} \qquad (11\text{-}3)$$

模型 C：對於給定的 L，n_1，臨界溫度參數為

$$T_c = \frac{2\pi\varepsilon_c e^2 L^2}{k_B} n_1 \tag{11-4}$$

對於數值研究，我們選擇給定參數值如 11-1 表所示。

11-1表

Model	εc	T(K)	L(nm)	n1(mM)	n1c(mM)	Lc(nm)	Tc(K)
A	1.0126	310	1.08489		4.10812		
B	1.0126	310		3		1.2695	
C	1.0126		1.08489	3			226.38

如 11-2 表所示，痛源 -> 穴位 (B->A)，dn_1 = 4.085 – 2.86 = +1.225 mM，<n> 和 σ 值大幅增加。我們考慮一個具有三種離子的電壓門控通道：K^+, Na^+ and Cl^-。參數值是本書第 6 章所選取的。我們同時設定痛源和穴位的模型參數值。

11-2表

	n1	n2(mM)	Vne(mV)	sg(1/s)	dx/L	n2/n1	<n>(mM)
B（病源大腦）	2.86	1.04E+02	-96.05	1.33E+01	1.20E+00	3.65E+01	5.37E+01
A（穴位）	4.085	6.00E+05	-317.62	8.30E+04	1.00E+00	1.47E+05	3.35E+05

	n1(mM)	n2(mM)	Vne(mV)	sg(1/s)	dx/L	n2/n1	<n>(mM)
K+	3	1.42E+02	-103.0	1.797E+01	1.17E+00	4.74E+01	7.26E+01
Na+	150	3.02E+00	104.2	1.118E+01	1.65E-01	2.02E-02	7.65E+01
Cl–	32	2.23E+00	-71.2	4.252E+00	3.58E-01	6.94E-02	1.72E+01
Total (K+Na+Cl)	121	143	-70.0	33.40			132

模型 A：給定 $\varepsilon_c = 1.013$，$T = 310\ K$，$L = 1.085\ nm$，n1c = 4.10812 mM

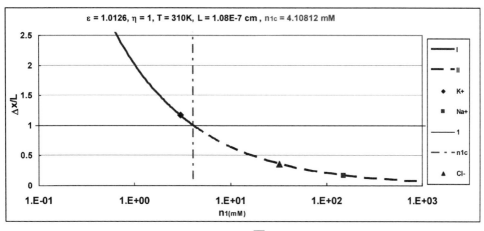

11-1a圖

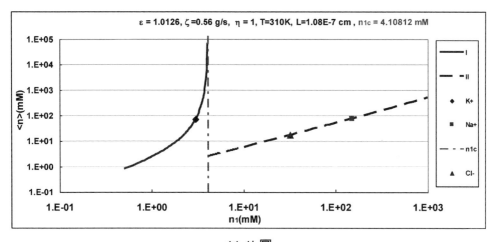

11-1b圖

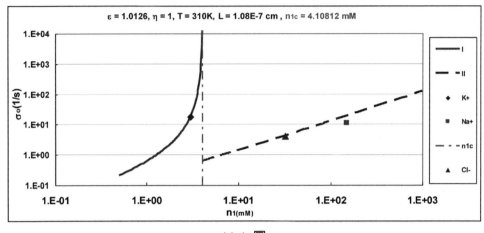

11-1c圖

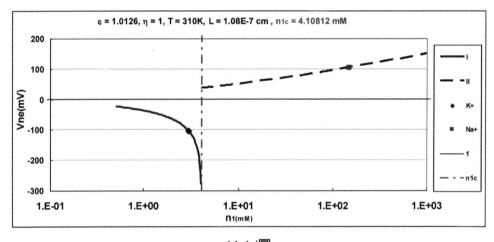

11-1d圖

痛源 -> 穴位（B->A），$dn_1 = 4.085 - 2.86 = 1.225$ mM，$<n>$ 和 σ 值大幅增加：$<n> = 53.7$ (B) -> 3.35E05 (A)，$σ = 13.3$ (B) -> 8.30E4 (A)。如 11-2 表，11-1b,1c 圖所示。

結論：增大穴位神經元膜外之 n_1（K^+ 密度）值，可增大膜內之 $<n>$ 和 σ 值。產生麻醉的效果。

模型 B：給定 $\varepsilon_c = 1.013$，T = 310 K，$n_1 = 3$ mM，Lc = 1.26954 nm

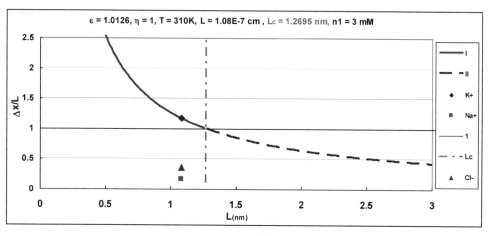

11-2a圖

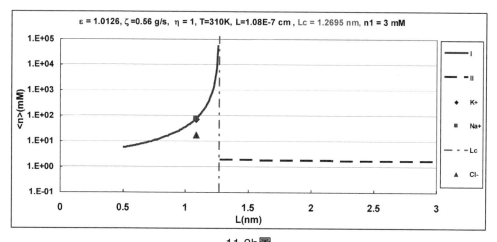

11-2b圖

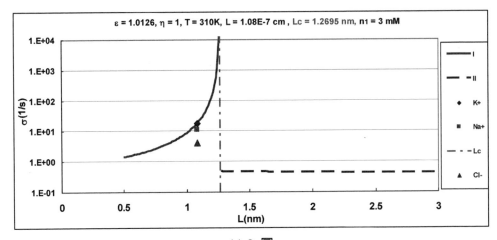

11-2c圖

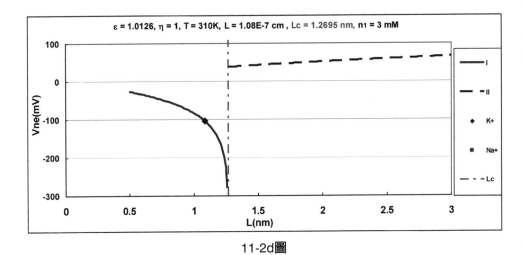

11-2d圖

如 11-3 表，11-2b,2c 圖所示：dL = 1.3 − 1.45421 = −0.15421 mM，
<n> 和 σ 值大幅增加。

11-3表

	L(nm)	n2(mM)	Vne(mV)	sg(1/s)	dx/L	n2/n1	\<n>(mM)
K+	1.08489	1.42E+02	-103.0	1.797E+01	1.17E+00	4.74E+01	7.26E+01
Na+	1.08489	3.02E+00	104.2	1.118E+01	1.65E-01	2.79E+00	7.65E+01
Cl–	1.08489	2.23E+00	-71.2	4.252E+00	3.58E-01	6.94E-02	1.72E+01
Total (K+Na+Cl)		143	-70.0	33.40			132

結論：增大穴位神經元膜之 L（厚度）值，可增大膜內之 \<n> 和 σ 值。產生麻醉的效果。

模型 C：給定 $\varepsilon_c = 1.013$，L = 1.085 nm，n_1=3 mM，Tc = 226.4 K

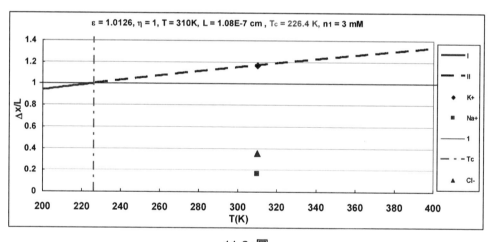

11-3a圖

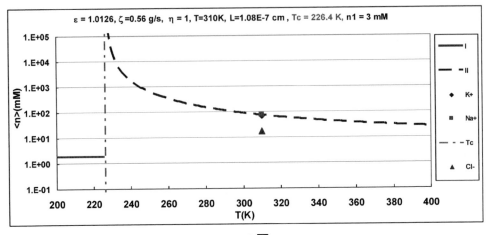

11-3b圖

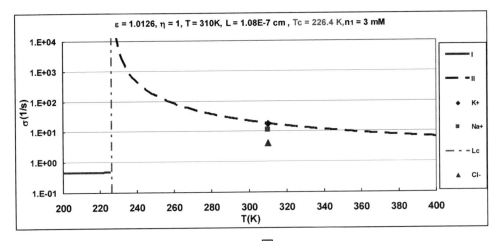

11-3c圖

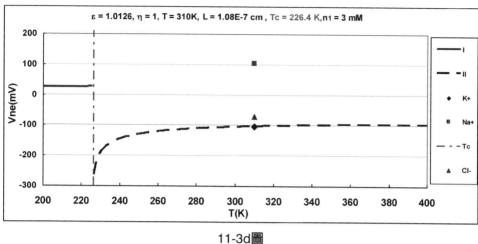

11-3d圖

　　如 11-4 表，圖 11-3b,3c 所示：dT = 226 – 310 = –84 K，<n> 和 σ 值大幅增加。

11-4表

	T(K)	n2(mM)	Vne(mV)	sg(1/s)	dx/L	n2/n1	<n>(mM)
K+	310	1.42E+02	-103.0	1.797E+01	1.17E+00	4.74E+01	7.26E+01
Na+	310	3.02E+00	104.2	1.118E+01	1.65E-01	9.75E-03	7.65E+01
Cl–	310	2.23E+00	-71.2	4.252E+00	3.58E-01	6.94E-02	1.72E+01
Total (K+Na+Cl)		143	-70.0	33.40			132

　　結論：減少穴位神經元膜之 T（溫度）值，可增大膜內之 <n> 和 σ 值。產生麻醉的效果。

第12章　針刺麻醉之可行性的基本物理

第 9 和 10 章模擬結果表明，針的基本物理作用是提高穴位神經元的電荷密度和電導率。如何提高是本章研討重點。由程式 (3-2) 知，Δx 可由 n_1 決定。選取一個模型進行數值分析：$T = 310$ K，$L = 1.08$ nm，$\varepsilon_c = 1.013$，$n_{1c} = 4.10812[(3-5b)]$。$\Delta x/L$ 與 n_1〔程式 (3-5a)〕的關係曲線顯示在圖 3-1 中。我們假設痛源，大腦和傳導神經的神經元均有相同的三種離子的電壓門控通道：Na^+, K^+ and Cl^-。參數在 3-1 表中列出。穴位神經元的 n_1 值可以被針刺改變。假設針頭帶負電。可以吸引力增大 Na^+ 和 K^+ 的 n_1 密度（第 13 章）。$n_1 \rightarrow n_1 + dn_1$（$dn_1 > 0$）。同時以推斥力減少 Cl^- 的密度。$n_1 \rightarrow n_1 - dn_1$。從 n_2 與 n_1〔程式 (3-6a),(3-7a)〕的關係曲線〔3-3 圖〕可知，K^+ 的 n_2 值將大幅上升。Na^+ 和 Cl^- 的 n_2 值僅微幅改變。因此穴位神經元的總電荷密度和總電導率將大幅上升。

$$\langle n \rangle = \langle n \rangle(K^+) + \langle n \rangle(Na^+) - \langle n \rangle(Cl^-) \qquad (12\text{-}1a)$$

$$\sigma = \sigma(K^+) + \sigma(Na^+) + \sigma(Cl^-) \qquad (12\text{-}1b)$$

如同參考文獻 7，選取一個模型進行數值分析：$T = 310$ K，$L = 1.08$ nm，$\varepsilon_c = 1.013$，$n_{1c} = 4.10812[(3-5b)]$。痛源，大腦，穴位和三個模型離子 K^+，Na^+ 和 Cl^- 的數據列於 12-1 表中。

12-1表

	n1	n2(mM)	Vne(mV)	sg(1/s)	dx/L	n2/n1	<n>(mM)
K+	3	1.42E+02	-103.0	1.797E+01	1.17E+00	4.74E+01	7.26E+01
Na+	150	3.02E+00	104.2	1.118E+01	1.65E-01	2.02E-02	7.65E+01
Cl-	32	2.23E+00	-71.2	4.252E+00	3.58E-01	6.94E-02	1.72E+01
A（穴位）	4.085	6.00E+05	-317.62	8.30E+04	1.00E+00	1.47E+05	3.35E+05
B（痛源大腦）	2.86	1.04E+02	-96.05	1.33E+01	1.20E+00	3.65E+01	5.37E+01

$\Delta x/L$ 與 $n_1[(3\text{-}5a)]$ 的關係曲線顯示在 12-1a 圖中。

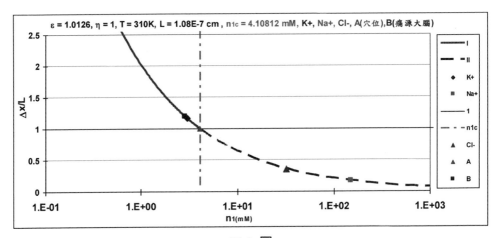

12-1a圖

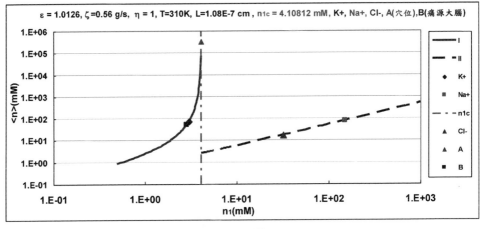

12-1b圖

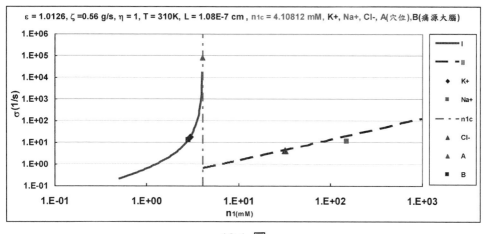

12-1c圖

　　從 <n>，σ 與 n_1 的關係曲線 [12-1b, 12-1c 圖] 知，痛源 -> 穴位，dn = 4.085 – 2.86　= 1.26 mM，<n> 和 σ 值大幅增大：<n> = 53.7 (B) ->3.35E5 (A)，σ = 13.3 (B) -> 8.3E4 (A)。

　　我們考慮一個具有三種離子的穴位神經元電壓門控通道：Na^+, K^+ and Cl^-（第 6 章）。參數在 6-1 表中列出。假設針頭帶負電。可以吸引力增大 Na^+ 和 K^+ 的密度，n_1 -> n_1 + dn_1，同時以推斥力減少 Cl^- 的密度，n_1 -> n_1 - dn_1，dn_1 > 0，採取 dn_1 = 0 -> 1.1 mM，膜外正離子淨密度 $n_{1s}(dn_1)$ 如圖 12-2a 所示，A, B 和 C 三狀態的數值數據如 12-2 表所示。並列示於以下諸圖中。

12-2表

	dn1(mM)	n1K+(mM)	n1Na+(mM)	n1Cl-(mM)	n1s(mM)	<n>s(mM)	σs(1/s)	Vnes(mV)	n2s(mM)
A	0.00E+00	3.00E+00	1.50E+02	3.21E+01	1.21E+02	1.32E+02	3.34E+01	-7.00E+01	1.43E+02
B	9.50E-01	3.95E+00	1.51E+02	3.31E+01	1.24E+02	5.42E+03	1.34E+03	-1.77E+02	1.07E+04
C	1.10E+00	4.10E+00	1.51E+02	3.32E+01	1.24E+02	5.40E+06	1.34E+06	-3.48E+02	6.76E+06

$$n_{1s}(dn_1) = n_1(K^+) + n_1(Na^+) - n_1(Cl^-) \tag{12-2a}$$

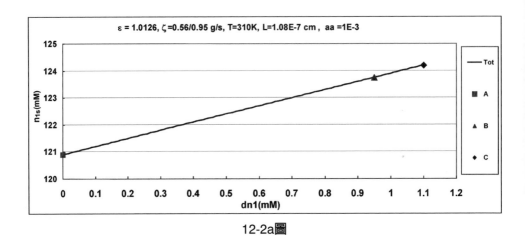

12-2a圖

膜區域內正離子總平均密度如 12-2b 圖所示。

$$\langle n \rangle(dn_1) = \langle n \rangle(K^+) + \langle n \rangle(Na^+) - \langle n \rangle(Cl^-) \tag{12-2b}$$

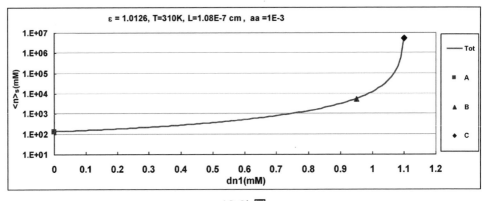

12-2b圖

$$\sigma(dn_1) = \sigma(K^+) + \sigma(Na^+) + \sigma(Cl^-) \tag{12-2c}$$

膜離子的總靜電電導率 σ(dn₁) 如 12-2c 圖所示。

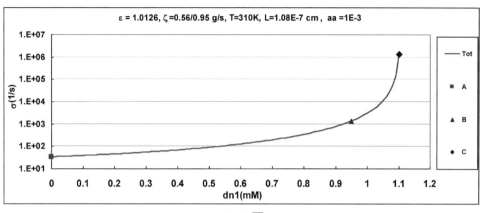

12-2c圖

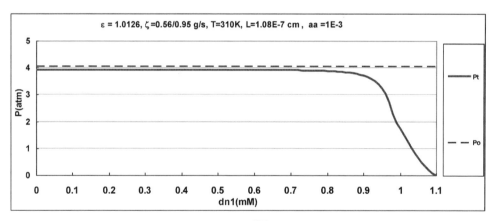

12-3圖

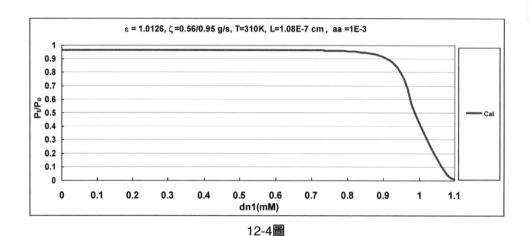

12-4圖

　　如同在 12-2 圖中，選擇 $\tau_i = \tau_t = 0.09$ ms，$\sigma_i = 37.31$/s，取 $\sigma_t = 100$ ->1E5 1/s，$V_i(t)$，$V_{tot}(t)[= V_i(t) + V_r(t)]$ 計算出來。對應的輻射壓力 P_i 和 P_{tot} 被計算並顯示於 12-3 圖中。比值 (P_{tot}/P_o) 顯示於 12-4 圖中。$dn_1(= 0.9$ ->1.1 mM) 產生降低疼痛信號壓力強度 Pt(= 4 -> 0 atm) 和效率 Pt/ Po(=0.97->0.02) 的效果。此模擬結果清楚地表明針刺麻醉可行性的基本物理。

　　當 $dn_1 = 0 \rightarrow 1.1$ mM 時，膜區域內的正離子總平均密度 $<n>$(n1s) 如 12-5a 圖所示，$<n>(n_1K^+)$, $<n>(n_1Na^+)$ 和 $<n>(n_1Cl^-)$ 如 12-5b -> 12-5d 圖所示，$A(dn_1 = 0)$ 為初始狀態。

$$<n>(n_{1s}) = <n>(n_1 K^+) + <n>(n_1 Na^+) - <n>(n_1 Cl^-) \tag{12-3}$$

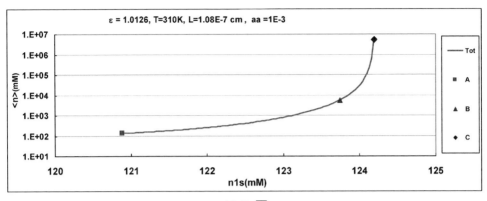

12-5a圖

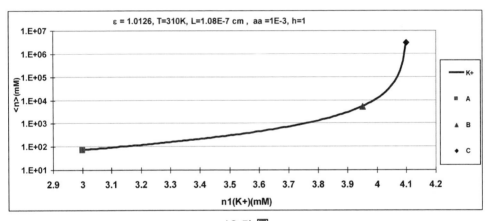

12-5b圖

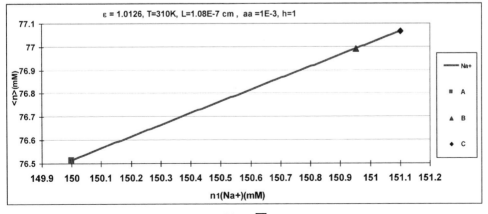

12-5c圖

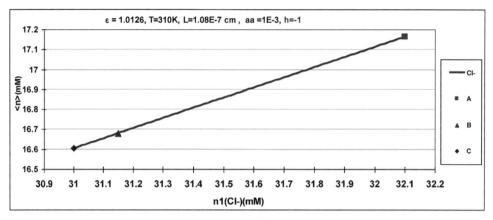

12-5d圖

當 $dn_1 = 0 \rightarrow 1.1$ mM 時，膜區域內的正離子總平均密度 $<n>(n_{1s})$ 如圖 12-5a 所示。生成的電導率 $\sigma(n_{1s})$ 如圖 12-6a 所示。

$$\sigma(n_{1s}) = \sigma(K^+) + \sigma(Na^+) + \sigma(Cl^-) \qquad (12\text{-}4)$$

$\sigma(K^+)$、$\sigma(Na^+)$ 和 $\sigma(Cl^-)$ 如圖 12-6b ->12-6d 所示，$A(dn_1 = 0)$ 為初始狀態〔6-1 表〕。

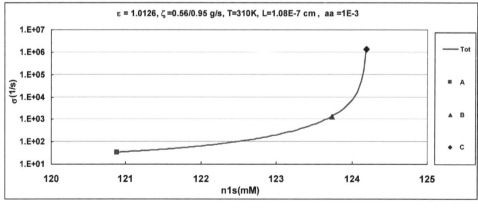

12-6a圖

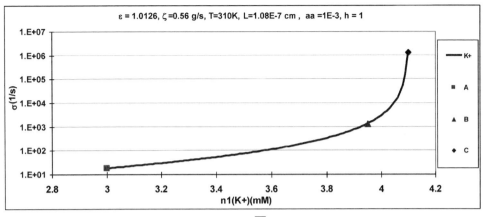

12-6b圖

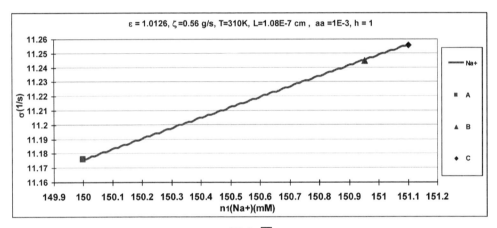

12-6c圖

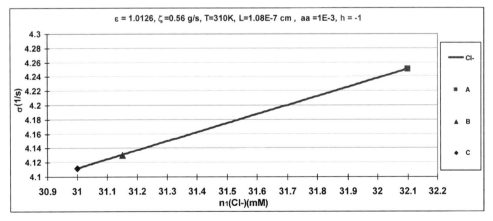

12-6d圖

12-6a -> 12-6d 圖的結果表明，電導率的增強主要是由於 K^+ 的貢獻〔12-6b 圖〕，$n_1(K^+)$ = 3 -> 4.1 mM。Na^+ 和 Cl^- 的影響〔12-6c, 6d 圖〕很小。因此，針刺引起的穴位神經元的微小密度 K^+ 增量 dn_1〔12-6b 圖〕會大大增加穴位電導率〔12-6a 圖〕，從而產生麻醉效果[7]。此爲針刺麻醉之可行性的基本物理。

爲了比較，4 種材料的電導率列於 12-3 表。穴位原始電導率 σ = 37 1/s (dn_1 = 0) 與楓木相似。穴位增大後的電導率 σ = 1E6 1/s(dn_1 = 1.1 mM) 與蒸餾水相似。每個數字均爲可行性的。

12-3表　電導率（參考文獻13）

材料	σ (Mho/meter)	σ (1/sec)
鋁	3.54×10^7	3.19×10^{17}
蒸餾水	2.0×10^{-4}	1.8×10^6
楓木	3.3×10^{-9}	29.7
玻璃	1.1×10^{-12}	9.9×10^{-3}

如同在 10-2 圖中，選擇 $\tau_i = \tau_t$ = 0.09 ms，σ_i = 37.31/s，取 σ_t = 100 ->1E5 1/s。$V_i(t)$, $V_{tot}(t)$ [= $V_i(t)$ + $V_r(t)$] 計算出來。對應的輻射壓力 P_i 和 P_{tot} 被計算並顯示於 12-3 圖中。比值 (P_{tot}/P_o) 顯示於 12-4 圖中。dn_1 (= 0.9->1.1 mM) 產生降低疼痛信號壓力強度 Pt(= 32 -> 0 atm) 和效率 Pt/Po(=0.9->0) 的效果。此模擬結果清楚地表明針刺麻醉可行性的基本物理。

以上論述爲第 12 章模型 A 的結論：增大穴位神經元膜外之 n_1（K^+ 密度）值，可增大膜內之 <n> 和 σ 值。產生麻醉的效果。從第 11 章的結果可知，另有兩種機制也可增大膜內之 <n> 和 σ 值，產生麻醉的效果。模型 B：增大穴位神經元膜之 L（厚度）值〔11-2b, 11-2c 圖〕；和模型 C：減小穴位神經元之 T（溫度）值〔11-3b, 11-3c 圖〕。

第 13 章

刺針效應的基本物理

我們假設刺針的針頭是圓形，表面半徑為 R_c 的完美導電金屬球體，靜電壓 V_c 施加到針上。

$$V_c = \frac{Q}{R_c} \qquad (13\text{-}1)$$

Q 是導電球體表面的總電荷。由於所有電荷都分佈在表面上，因此表面電荷密度為

$$\Sigma = \frac{Q}{4\pi R_c{}^2} \qquad (13\text{-}2)$$

完善導電球體內的電場 $E_o = 0$，表面外電場 $E_a(0^+)$ 垂直於表面，與表面電荷密度 Σ 的關係為

$$E_a(0^+) = E_c = 4\pi\Sigma \qquad (13\text{-}3)$$

由 (13-1)，(13-2) 和 (13-3)，

$$E_a(0^+) = E_c = \frac{V_c}{R_c} \qquad (13\text{-}4)$$

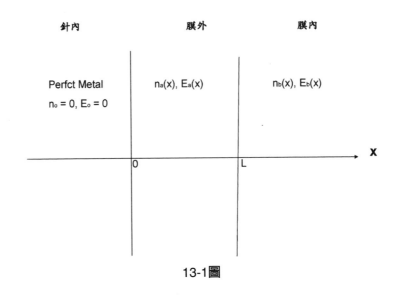

13-1圖

為了數學上的簡單性，我們考慮一個簡單的刺針 - 神經元系統的一維模型。如 13-1 圖所示，選擇 X 軸垂直於膜表面平面（x = L），0 < x < L 是膜外區域 (a)，x > L 是膜內區域 (b)，我們假設 x = 0 平面是朝向膜表面的刺針頭表面切面。離子存在於 0 < x < L 區域 (a)，密度爲 $n_a(x)$，電場爲 $E_a(x)$，x < 0 區域（o）爲金屬針內部。

$$E_a(x) = E_{ao}(x) + \Delta E_a(x) \tag{13-5a}$$

$$n_a(x) = n_{ao} + \Delta n_a(x) \tag{13-5b}$$

n_{ao} 和 E_{ao} 是針不存在時的密度和電場，$n_{ao} = n_o(L^+)$ 和 $E_{ao} = E_o(L^+)$〔第 3 章〕，$\Delta n_a(x)$ 和 $\Delta E_a(x)$ 是因針刺而增加的密度和電場值。從第 4 章的理論，等式 (4-3b)。

$$\frac{\partial}{\partial x}\Delta E_a(x) = 4\pi\eta\varepsilon_c e\Delta n_a(x) \tag{13-6}$$

從等式 (13-2)，(13-3) 可得，

$$\Delta E_a(x) = \frac{Q}{(R_c+x)^2} = \frac{R_c^2}{(R_c+x)^2} E_c \tag{13-7}$$

從等式 (13-6)，(13-7) 可得，

$$\Delta n_a(x) = -\eta \frac{1}{2\pi\varepsilon_c e} \frac{R_c^2}{(R_c+x)^2} E_c \tag{13-8}$$

$$n_a(L^-) = n_{ao} + \Delta n_a(L^-) \tag{13-9a}$$

膜表面的電荷密度因而得以決定：$n_b(L^+) = n_a(L^-)$。

$$n_a(L^+) = n_{ao} - \eta \frac{1}{2\pi\varepsilon_c e} \frac{R_c^2}{(R_c+L)^3} E_c \tag{13-9b}$$

如第 12 章（12-4 圖）所示，痛源 -> 穴位，$dn_1(= 0.9\text{->}1.1 \text{ mM})$ 產生降低疼痛信號壓力強度 $Pt(= 4 \text{ -> } 0 \text{ atm})$ 和效率 $Pt/Po(=0.97\text{->}0.02)$ 的效果。作為數值範例，我們選擇 $R_c = 5E\text{-}4 \text{ mm}$，$V_c = -10$ 和 -5 mV，〔13-1 表〕，對於 $L = 0.1 \text{ --> } 1000 \text{ nm}$，$\Delta n_a$ 如 13-2 圖所示。當針頭接近神經元膜時，L 減少（1000->0.1 nm），$\Delta n_a > 0$（增大），因而產生降低疼痛信號壓力強度的效果。12-3，12-4 和 13-2 圖的模擬結果清楚地表明針刺麻醉的基本物理，$Q < 0$（13-1 表）說明刺針頭帶負電。

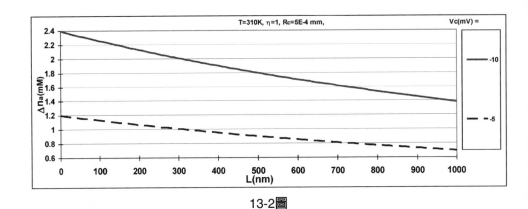

13-2圖

13-1表

T(K)	310	310	310	310
η	1	1	1	1
εc	1.0126	1.0126	1.0126	1.0126
Rc(mm)	5.0E-04	5.0E-04	5.0E-04	5.0E-04
Vc(mV)	-10	-5	10	5
Ec/Eo	-2.0E+04	-1.0E+04	2.0E+04	1.0E+04
RcVc(mV-mm)	-0.0050	-0.0025	0.0050	0.0025
Q(E-9sc)	-1.668	-0.834	1.668	0.834

　　如針頭帶正電，$Q > 0$。我們選擇 V_c = +10 和 +5 mV，〔13-1 表〕，如 13-3 圖和 13-1 表所示。當針頭接近神經元膜時，L 減少（1000->0.1 nm），$\Delta n_a < 0$（減少），如第 12 章（12-4 圖）所示，產生降低疼痛信號壓力強度，dn_1 (= 0.9->1.1 mM) > 0，因此針頭必帶負電（$Q < 0$）。

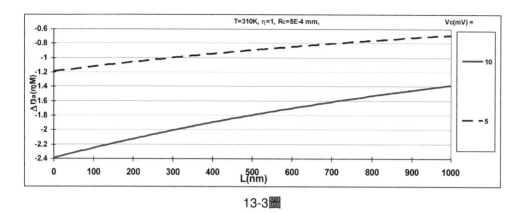

13-3圖

選擇 L = 500 和 300 nm。R_c = 5E-4 mm，V_c = –6.2 -> –4 mV，Δn_a 被計算並顯示於 13-4(a) 圖。選擇 $t_i = t_t = 0.09$ ms，$s_i = 37.31$/s〔10-2 圖〕，σ 顯示於 13-4(b) 圖。對應的輻射壓力強度 Pt 和效率 Pt/Po 被計算並顯示於 13-4(c)、(d) 圖中。選取 V_c = –5.3 mV，刺針靠近穴位神經元膜（L =500->300nm）。Pt/Po = 0.77->0.009，可增大麻醉效果，數據列於 13-2 表。此模擬結果清楚地表明針刺麻醉可行性的基本物理。

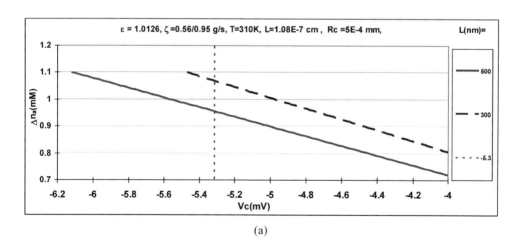

(a)

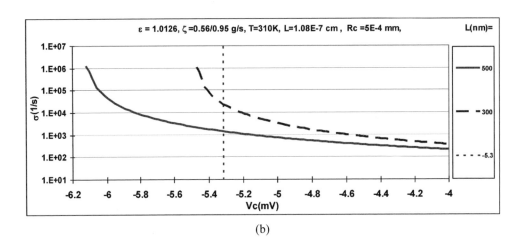

(b)

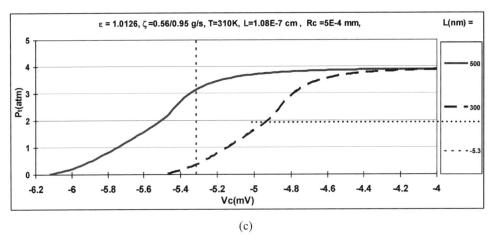

(c)

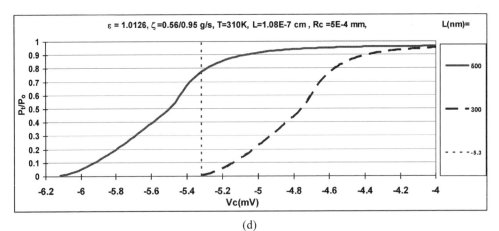

(d)

13-4圖

13-2表

L(nm)	Δn(mM)	σ(1/S)	Pt(atm)	Pt/Po	Vc(mV)
500	9.55E-01	1.43E+03	3.14E+00	7.74E-01	-5.3
300	1.07E+00	2.17E+04	3.72E-01	9.18E-02	-5.3

第 14 章　結　論

　　本書研究了針刺麻醉的基本物理。針的基本物理作用是提高穴位神經元的電荷密度和電導率。本書也探討了針刺麻醉的實際可能機制。

　　作爲數值模擬研究，我們採取一個具有三種離子的穴位神經元電壓門控通道：Na^+, K^+ and Cl^-。我們假設刺針的針頭是圓形，表面半徑爲 R_c 的完美導電金屬球體。靜電壓 V_c 施加到針上。靜電理論（第 13 章）推導出膜外區因針刺而增加的密度，電場和膜表面電荷密度的改變〔$\Delta n_b(L^+) = \Delta n_a(L^-)$，13-8 式〕。結果顯示針頭帶負電，可以增大膜區外正離子（K^+, Na^+）密度。因而產生調降傳向大腦中的動作電位信號，產生減弱疼痛壓力 99% 的效果（12-3，12-4，13-4 圖）。

　　模型 A 的機制：增大穴位神經元膜外之 n_1（K^+ 密度）值，可增大膜內之 <n> 和 σ 值。產生麻醉的效果（第 11 章），第 13 章數值模擬結果是針頭帶負電。另有兩種機制也可增大膜內之 <n> 和 σ 值，產生麻醉的效果。模型 B：增大穴位神經元膜之 L（厚度）值；和模型 C：減小穴位神經元之 T（溫度）值（第 11 章）。

附錄 A. 物理參數和單位

電流密度：$[J] = [\rho v] = \dfrac{m^{1/2}}{x^{3/2}t}\dfrac{x}{t} = \dfrac{m^{1/2}}{x^{1/2}t^2} = \dfrac{g^{1/2}}{cm^{1/2}sec^2}$

電流：$[I] = [\rho vA] = \dfrac{m^{1/2}}{x^{1/2}t^2}x^2 = \dfrac{m^{1/2}\,x^{3/2}}{t^2} = \dfrac{g^{1/2}\,cm^{3/2}}{sec^2}$

電流：$1\ amp = 2.998\times10^9\,\dfrac{g^{1/2}\,cm^{3/2}}{sec^2}$

電導：$1\ mho = 9\times10^{11}\,\dfrac{cm}{sec}$

電導率：$1\ mho/m = 9\times10^{11}\,\dfrac{cm}{sec}\,(100cm)^{-1} = 9\times10^9\,\dfrac{1}{sec}$

電荷：$1\ sc = 1\,\dfrac{g^{1/2}\,cm^{3/2}}{sec} = 3E6\ mV\text{-}mm$

為了數學上的方便，我們以下列公式定義 V_o, n_o, L_o, m_o, τ_o, E_o, ζ_o, σ_o 和 J_o。

$$V_o = 4\pi en_oL_o^2 \tag{A-1a}$$

$$E_o = \frac{V_o}{L_o} = 4\pi en_oL_o \tag{A-1b}$$

$$\zeta_o = \frac{m_o}{\tau_o} \tag{A-1c}$$

$$\sigma_o = \frac{e^2}{\zeta_o}n_o \tag{A-1d}$$

$$J_o = \sigma_oE_o \tag{A-1e}$$

為了方便擬合實驗數據，我們選擇以下數值。

$$V_o = 1 \text{ mV} = 1E - 3V = 3.33564E - 6\frac{g^{1/2}cm^{1/2}}{sec} \qquad \text{(A-2a)}$$

$$n_o = 1 \text{ mM} = 6.02214199E + 17 \text{ cm}^{-3} \qquad \text{(A-2b)}$$

$$m_o = \text{proton mass} = .16726E - 23 \text{ g} \qquad \text{(A-2c)}$$

$$\tau_o = 1 \text{ ms} = 1.E - 3 \text{ s} \qquad \text{(A-2d)}$$

$$L_o = 0.30272152E - 7 \text{ cm} \qquad \text{(A-3a)}$$

$$E_o = 4\pi e n_o L_o = V_o \frac{1}{L_o} = 1.101121E2 \frac{g^{1/2}}{sec \ cm^{1/2}} \qquad \text{(A-3b)}$$

$$\zeta_o = \frac{m_o}{\tau_o} = 1.67262158E - 21 \text{ g/s} \qquad \text{(A-3c)}$$

$$\sigma_o = n_o \frac{e^2}{\zeta_o} = 8.3179537E19 \text{ sec}^{-1} \qquad \text{(A-3d)}$$

$$J_o = \sigma_o E_o = \frac{1}{\zeta_o} e^2 n_o E_o = 9.1592E + 21 \frac{g^{1/2}}{cm^{1/2}sec^2} \qquad \text{(A-3e)}$$

$$J_o = 3.0551E + 12 \text{ amp/cm}^2 \qquad \text{(A-3e)}$$

$$1 \text{ amp/cm}^2 = 2.998 \times 10^9 \frac{g^{1/2}}{cm^{1/2}sec^2}$$

$$1 \frac{g^{1/2}}{cm^{1/2}sec^2} = \frac{1}{2.998 \times 10^9} \text{ amp/cm}^2$$

$$J_o = 3.0551E + 12 \text{ amp/cm}^2$$

$$e^2 = 2.310272474 \quad \text{E-19} \frac{g \ cm^3}{sec^2}$$

輻射能量：Poynting 通量 S(Watt/cm^2)

輻射壓力 P(atm)

$$1 \text{ atm} = 1.013E6 \text{ dyne/cm}^2 = 9.1044E16 \text{ (mV)}^2$$

$$S = \varepsilon^{1/2} c \ P \qquad \text{(A-4)}$$

物理名詞

action potential	動作電位
acupuncture anesthesia	針刺麻醉
acupuncture point	穴位
acupuncture meridians	針灸經絡
axon	軸突
classical equation of motion	古典運動方程式
damped harmonic oscillator model	阻尼諧振子模型
effective potential	有效電位
electric capacitance	電容
electric conductance	電導
electric conductivity	電導率
electric current density	電流密度
electric polarization	電極化
electric resistance	電阻
electric susceptibility	電敏感性
electroosmosis	電滲
equilibrium ensemble average	均衡集合平均值
induced electric dipole	感應電偶極矩
ion-gated channel	門控離子通道
ionic diffusion current	離子擴散電流
membrane potential	膜電位
microscopic	微觀

moxibustion	艾灸
neural signal	神經信號
neuron	神經元
neuronal membrane	神經元膜
noise	雜訊
permeability	滲透性
plasma frequency	電漿頻率
polarizability	極化性係數
porous material	多孔材料
Poynting flux	Poynting 通量
Radiation pressure	輻射壓力
rest potential	靜止電位
sodium pump	鈉泵
stochastic statistical physics	隨機統計物理
voltage-gated channel	電壓門控通

參考文獻

[1] G. V. Chernyak, D. I. Sessler, *"Perioperative acupuncture and related techniques", Anesthesiology"* **102**, 1031-1049 (2005).
G. V. Chernyak, D. I. Sessler,「圍術期針灸及相關技術」，麻醉學」**102**, 1031-1049（2005 年）。

[2] A. Lee, S. Chjan, *"Acupuncture and anaesthesia", Best Practice & Research ClinicalAnaesthesiology*, **20**, 303-3149 (2005).
A. Lee, S. Chjan,「針灸和麻醉」，最佳實踐與研究臨床麻醉學，**20**，303-3149（2005 年）。

[3] J. G. Lin, W. L. Chen, *"Acupuncture and analgesia: A review of its mechanics of actions"*, Am J. Chinese Medicine" **36**, 635-645 (2008).
J. G. Lin, W. L. Chen,「針灸和鎮痛：作用機制的回顧」，Am J. Chinese Medicine" **36**, 635-645（2008 年）。

[4] Baidu encyclopedia_acupuncture anesthesia，針刺麻醉 _ 百度百科 (baidu.hk).

[5] A. C. Ahn and O. G. Martinsen, *"Electrical characterization of acupuncture points: Technical issues and challenge"*, J. Altern Complement Med. 817-824 (2007).
A.C. Ahn and O. G. Martinsen,「穴位的電特性：技術問題和挑戰」，J. Altern Complement Med. 817-824（2007 年）。

[6] H. G. Hong, "Electrodermal Measurement of Acupuncture Points May Be a Diagnostic Tool for Respiratory Conditions: A Retrospective Chart Review", H. G. Hong「針灸穴位的皮膚測量可能是呼吸系統疾病的診斷工具」：回顧性圖表審查」，Medical Acupuncture, **28**, 137-147

（2016 年）。

Medical Acupuncture, **28**, 137-147 (2016).

[7] 倪祖偉，「神經信號生成和傳導的物理模型理論」，台北市五南圖書出版股份有限公司（2023 年 6 月）。

[8] T. W. Nee, *Theory of Isotachophoresis (Displacement Electrophoresis, Transphoresis)*, J. Chrom. **93**, 7-15 (1974).

倪祖偉，「等速電泳理論（置換電泳，轉泳）」，J. Chrom. **93**, 7-15（1974 年）。

[9] Tsu-Wei Nee and Robert Zwanzig, *Theory of Dielectric Relaxation in Polar Liquids,* J. Chem. Phys. **52**, 6353-6363 (1970).

Tsu-Wei Nee and Robert Zwanzig,「極性液體中的介電弛豫理論」，J. Chem. Phys. **52**, 6353-6363（1970 年）。

[10] Robert W. Zwanzig, *Nonequilibrium Statistical Mechanics*, Oxford University Press (2001).

Robert W. Zwanzig,「非平衡統計力學」，牛津大學出版社（2001 年）。

[11] M. Lax, *Classical Noise IV: Langevin Methods,* Rev.Mod. Phys. **38**, 541-566 (1966).

M. Lax, 經典噪聲 IV: "Langevin 方法" Rev. Mod.Phys. **38**, 541-566（1966 年）。

[12] J. B. Marion, *"Classical Electromagnetic Radiation",* Reflection from a metallic surface, Fig. 6-6, Acadenic Press (1965).

J. B. Marion,「古典電磁輻射」，金屬表面的反射，圖 6-6，學術出版社（1965 年）。

[13] W. T. Scott, *"The Physics of Electricity and Magnetism",* Properties of Conducting Materials, Table 5.1A, John Willey & Sons, Inc. (1964).

W. T. Scott,「電和磁物理學」，導電材料特性，表 5.1A，John Willey & Sons, Inc.（1964 年）。

國家圖書館出版品預行編目(CIP)資料

針刺麻醉的物理模型理論／倪祖偉作.--初
版.--臺北市：五南圖書出版股份有限公司,
2024.01
面；　公分
ISBN 978-626-366-951-2(平裝)

1.CST: 針灸　2.CST: 麻醉學
3.CST: 神經學

413.919　　　　　　　112022432

4B25

針刺麻醉的物理模型理論

作　　者 ─ 倪祖偉

發 行 人 ─ 楊榮川

總 經 理 ─ 楊士清

總 編 輯 ─ 楊秀麗

副總編輯 ─ 王正華

責任編輯 ─ 張維文

封面設計 ─ 封怡彤

出 版 者 ─ 五南圖書出版股份有限公司

地　　址：106台北市大安區和平東路二段339號4樓

電　　話：(02)2705-5066　　傳　真：(02)2706-6100

網　　址：https://www.wunan.com.tw

電子郵件：wunan@wunan.com.tw

劃撥帳號：01068953

戶　　名：五南圖書出版股份有限公司

法律顧問　林勝安律師

出版日期　2024年 1 月初版一刷

定　　價　新臺幣180元